リバウンドしない「やせる食べ方」

マイナビ

はじめに

　はじめまして！　栄養コンシェルジュの西村紗也香です。本書を手に取ってくださっている方の中には、過去にダイエット経験のある方が多いのではないでしょうか。そんな私も万年ダイエッターで、常にダイエットの文字が頭にあるような日々でした。

　しかし、栄養コンシェルジュとの出合いによって「ごはんを食べてやせる」という身体の仕組みを知り、万年ダイエッターから卒業できました。もっとも衝撃を受けたのは、「食品を選択した時点で、身体でどんな消化吸収が行われ、どんなホルモンが分泌され、どんな代謝が行われるのかほぼ決まっている！」ということでした。つまり、何の栄養を選択したのかによって、身体がどうなるのかが決まるといえるのです。

　食事は朝・昼・夜、１日３食。これが３６５日、年間でいうとなんと１０９５食です。食べることとは、当たり前のことかもしれません。しかし、その日々の食事を大切にすることで、身体はもちろん、思考の変化にもつながり、人生までもが変わっていくと、強く思います。

　いろいろな年代・職業・環境の方がいますが、その方によって合うもの、選択できるものは異なります。ただ、その中でも意識できることは何かしらあるはずです。本書で紹介する食事法はダイエットを目的としています。ダイエット達成に大切なのは「焦らない」「人と比べない」ことです。時間をかけてゆっくり丁寧に、日々の努力を積み重ねたほうが、細胞レベルで内面からきれいに健康的になれます。たとえ1カ月後、数値があまり変化していなかったとしても、身体は約37・4兆個の細胞でできているので、見えない部分でコンディショニングの変化は起きているはずです。

短期的ではなく長期的に行うことを前提に、無理なくきれいにやせる食事法を紹介しています。まずはひとつでもいいので、本書の中から意識できることを見つけてみてください。

「身体は食べたものでできている」と考えると、食習慣の中で意識することが増えていきます。日々の努力を積み重ねることで、きっとうれしい変化が現れてくるはずです。

栄養コンシェルジュ　西村 紗也香

目次

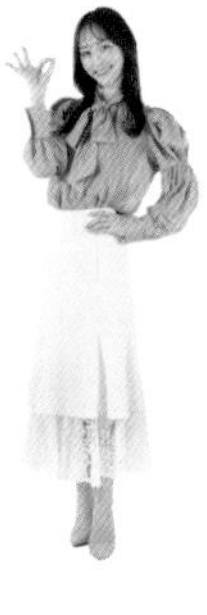

PART2 身体の仕組みと、栄養の摂り方

PART3 毎日のごはんの組み立て方

PART5 困ったときの食事法＆筋トレ

本気でやせたい人のQ&A

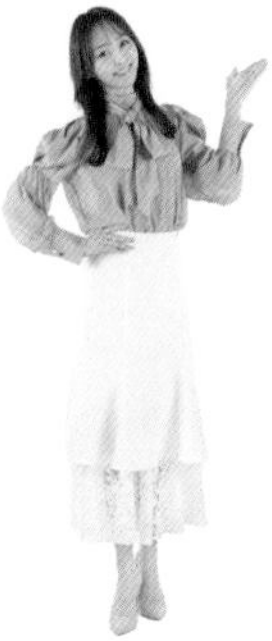

PART1

食事指導で無理なくやせた

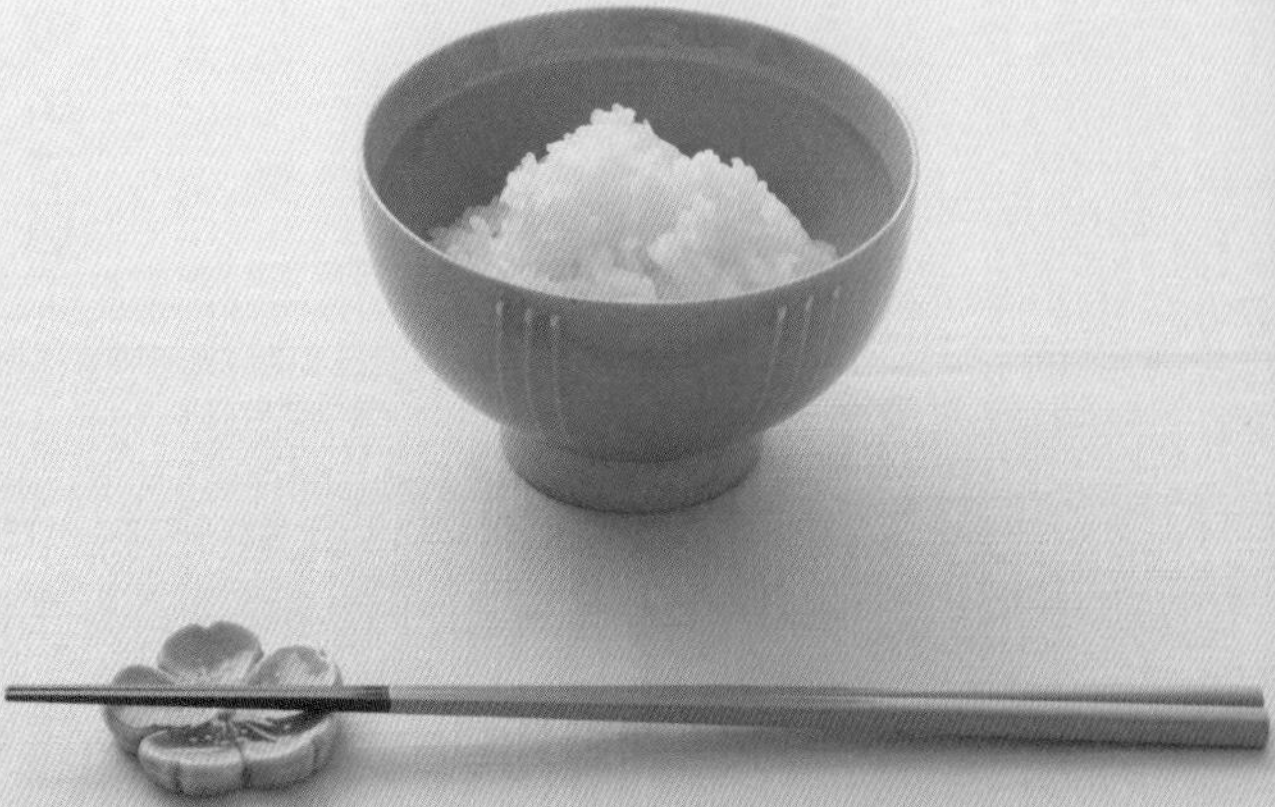

栄養コンシェルジュとの出合い

私は糖質制限をしてダイエットをしましたが、それを続けるのはキツかったです。限られた食事内容なので楽しくなく、機械的に食べ物を口へ運ぶように感じることもよくありました。そして、ある程度やせたものの、ピタッとやせなくなったのです。1日3食、楽しく食べられず、心の状態も不安定になっていきました。

昔からスラッとしたモデル体型に憧れていたので、糖質制限とトレーニングをすればやせると思っていました。ところが、トレーニングをしてもなかなか理想の身体にならなかったのです。

そんな悩みを抱えていたとき、お世話になっているトレーナーの鈴木雅哉さんから「お米を食べてみよう！」とアドバイスされたのです。最初に聞いたときは、「何をいってるの？」と意味がわからず、「太るから、食べません！」と拒否していました。糖質制限でやせた私には不安が多く、一歩を踏み出せませんでした。そんな中、パーソナルトレーナーさんが「栄養コンシェルジュ」のテキストを見せてくれたのです。「こういう理論だから、大丈夫だよ」と説明され、「何これ！　面白い！」と感動したことを覚えています。

自分の身体にストイックになり過ぎない、この食事法なら食事の幅も広がるかもしれない。「栄養コンシェルジュ」をネットで調べて、すぐに受講の申し込みをしました。

そして、いざお米を食べはじめて1カ月くらいで、お腹まわりと腰まわりが少しスッキリとしてきたのです。さらに、お米の量、食べる時間、おかずの内容などをコントロールすることで、体脂肪が落ちていったのです。

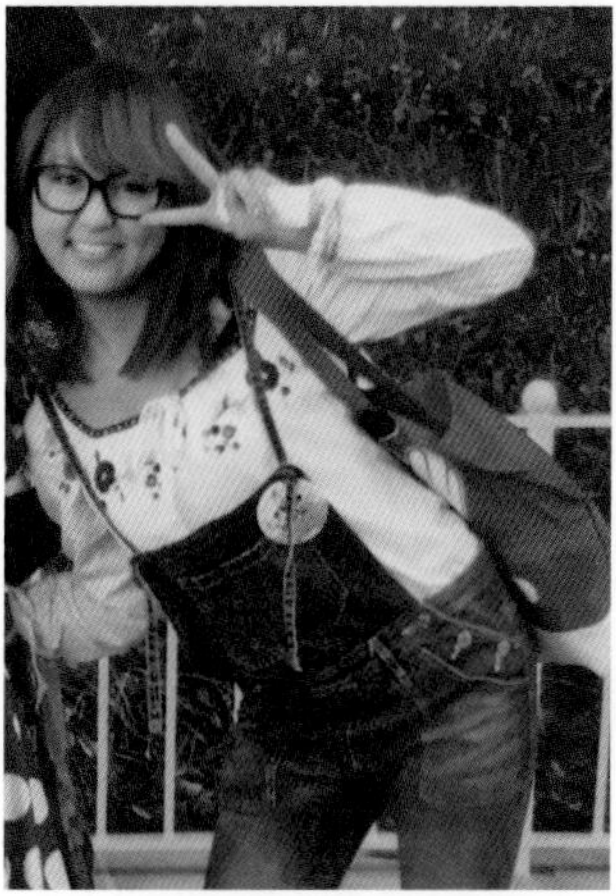

太っていた頃の私。フルーツ、乳製品、パン、スイーツなどをよく食べていました。

栄養コンシェルジュ西村紗也香の「食事指導」

私が食事指導をはじめようと思ったのは、知り合いの方から「どうしたらやせるの？指導してほしい！」と、いわれたことがきっかけでした。栄養コンシェルジュで栄養のことを学び、自分以外の誰かにも活かしてみたいと思っていた矢先のことです。その日に食べたものを撮影してもらい、「何時に食べたのか、どんな調理法だったのか」などの情報を、写真と一緒に送ってもらい、それらを細かくチェック。改善点などのアドバイスを行いました。

この方の場合は、もともとの食習慣が理想とかけ離れていて、朝は食べなかったり、プロテインのみ。昼は外食中心でサラダのみ、もしくは逆に何百グラムもあるステーキで糖質カット。夜は遅くまで飲み会の日々でした。そこで、基本の食品選択の仕方や、食事の時間間隔の計算、外食で食べ過ぎたあとのリカバリー法などを伝え、少しずつ意識を変えてもらいました。食事以外でも、自宅で簡単にできるトレーニングの提案も行い、1カ月後にはシルエットが変わりはじめ、2カ月後で目標達成。この成功は本人の努力あっての実現ですが、私自身も本人と同じようにうれしく、自信につながりました。

そして、この方の指導をきっかけに、「もっと多くの方々のダイエットのサポートをしたい」という思いが芽生え、ＳＮＳで食事指導のモニター募集を開始しました。

一生続けられることをモットーに、「ごはんを3食」食べるという、目からウロコの食事法で、筋肉は極力減らさず、体脂肪を落とすことができます。私自身も経験した感動を、しっかり伝えていきたい思いがありました。しかし、最初は指導のノウハウもなく、手探り状態。モニターさんによってスタートラインの身体の状態は個人差が大きくバラバラなので、想像と違う反応があることも多々あり、そのたびにケースバイケースな指導の難しさも痛感しました。

毎月、さまざまなライフスタイルの方の指導をすることで、指導中の伝え方やタイミングなど、信頼関係や心の寄り添いを大事にすることも心がけるように。「この職業の方には、このような指導が有効的」「だいたいこのくらいの時期になると、身体にこんな変化が起きはじめる」など、パターンやリカバリー法の発見があり、少しずつ指導法を軌道修正しながら、いまのような形を確立できました。

効果絶大！ 食事指導の方法とは

食事指導をスタートする前には、綿密なカウンセリングを行います。カウンセリングでは実際に会ったり、遠方の方の場合はテレビ電話を使ったりします。いままでの食習慣や運動習慣のほかに、医療機関を受診中か、受診歴があるかなどもヒアリングしています。

一生ダイエッターにならないためには、「食べちゃダメ！」ではなく、「なぜダイエット中は控えるべきなのか」を説明することで納得してもらい、その上で食品の選択方法、食事の時間帯のアドバイスをしています。

目標数値からどのくらいのペースでやせていくのが理想的で、最終的に何カ月かけて達成できそうかを計算し、一緒に目標設定。それぞれのライフスタイルに合わせて、具体的な食品や量、食事の時間の提案をします。

カウンセリングの翌日から、メッセージアプリを使って、写真と文章で食べた内容を報告してもらい、細かくアドバイスをしていきます。

■食事指導の流れ

1 現在のボディラインの写真と、
食生活や運動習慣など、細かく事前に教えてもらう

↓

2 マンツーマンで、約1時間カウンセリング
目標設定
身体の仕組み、具体的な食事の摂り方などを伝える

↓

3 翌日からメッセージアプリで、栄養指導をスタート
1カ月間（30日間）
食事のアドバイスなどを行う

↓

4 最終日のボディラインの写真を送っていただき、
数値変化などを踏まえて、結果を共有する
今後の食生活のアドバイスも行う

↓

5 本人の希望があれば、
もう1カ月間（30日間）延長も可能

食事内容の報告例

朝ごはん

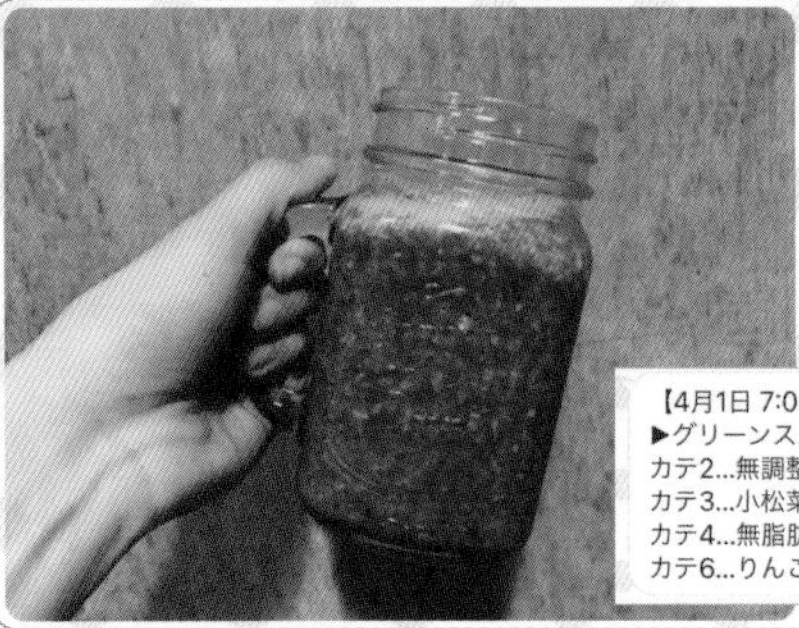

【4月1日 7:00 朝ごはん】
▶グリーンスムージー
カテ2…無調整豆乳100ml
カテ3…小松菜、ケール
カテ4…無脂肪ヨーグルト
カテ6…りんご、はちみつ

フィードバック例

4/1 朝ごはん

グリーンスムージーはカロリーも低くとてもヘルシーで、ビタミンもたっぷり摂れるのでダイエットにも美容にも良いイメージですよね！
ただ、カテ1が摂れない内容になってしまうので、身体では燃焼スイッチが入らず、筋肉分解をしてエネルギーを作ろうとしてしまいます(>_<)
筋肉が減ることは代謝が落ちることにも繋がるので、朝はしっかりお米を食べましょう！！
無脂肪ヨーグルトでたんぱく質は摂れますが、同時に乳糖という糖質を摂取することになり、これは体脂肪として蓄えやすいのでダイエット中は控えるようにしましょうね♪
りんごとはちみつは、果糖なので内臓脂肪として蓄えやすいです(>_<)
ダイエット中はぽっこりお腹の原因になりやすいので控えられると良いですね！
ビタミンは野菜類から十分摂取できます♡

昼ごはん

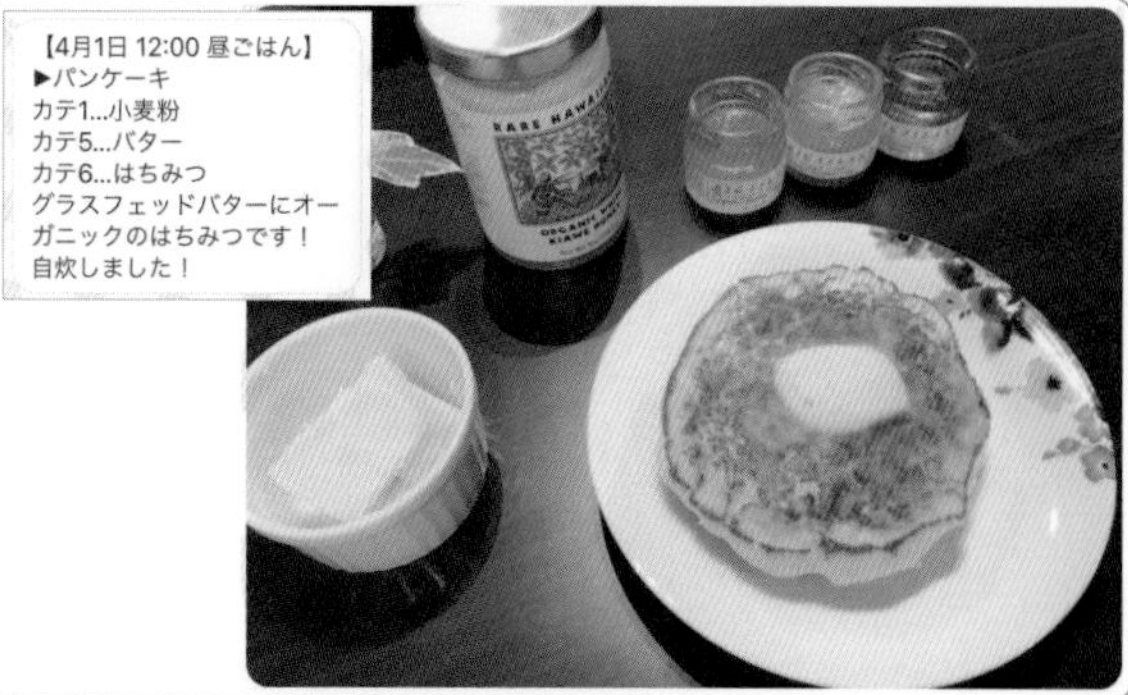
【4月1日 12:00 昼ごはん】
▶パンケーキ
カテ1...小麦粉
カテ5...バター
カテ6...はちみつ
グラスフェッドバターにオーガニックのはちみつです！
自炊しました！

4/1 昼ごはん

グラスフェッドバターやオーガニックのはちみつなど、素材にこだわるのはとても素晴らしいと思います♡
しかし、今はダイエットという目的が最優先ですよね？
カテ5は良い脂質だとしても、1g9kcalという脂質に変わりはないです(>_<)
はちみつも果糖が含まれるものなのでダイエット中だけは控えられるように頑張ってみてください♪
カテ3の野菜類が何も無いので、ベジタブルファーストを出来るように意識していけると良いですね！！

間食

食事内容の報告例

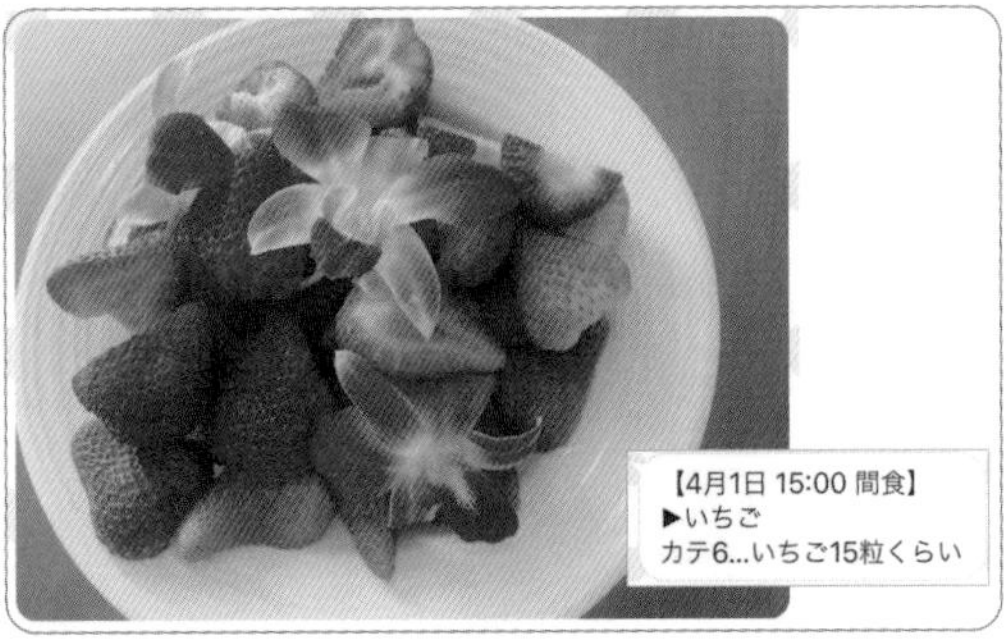
【4月1日 15:00 間食】
▶いちご
カテ6...いちご15粒くらい

フィードバック例

4/1 間食

いちごはビタミン摂取をすることはできますが、ただ…果物には果糖がどうしても含まれてきてしまいます。

カロリーが低いから太らない！という訳ではなく、身体は栄養の選択によってどんなホルモンが分泌され、どんな消化吸収経路なのか、など決まってきます！

カロリー計算ではなく、何の栄養が主成分なのか？という部分をしっかり見極めていきましょう(^^)

夜ごはん

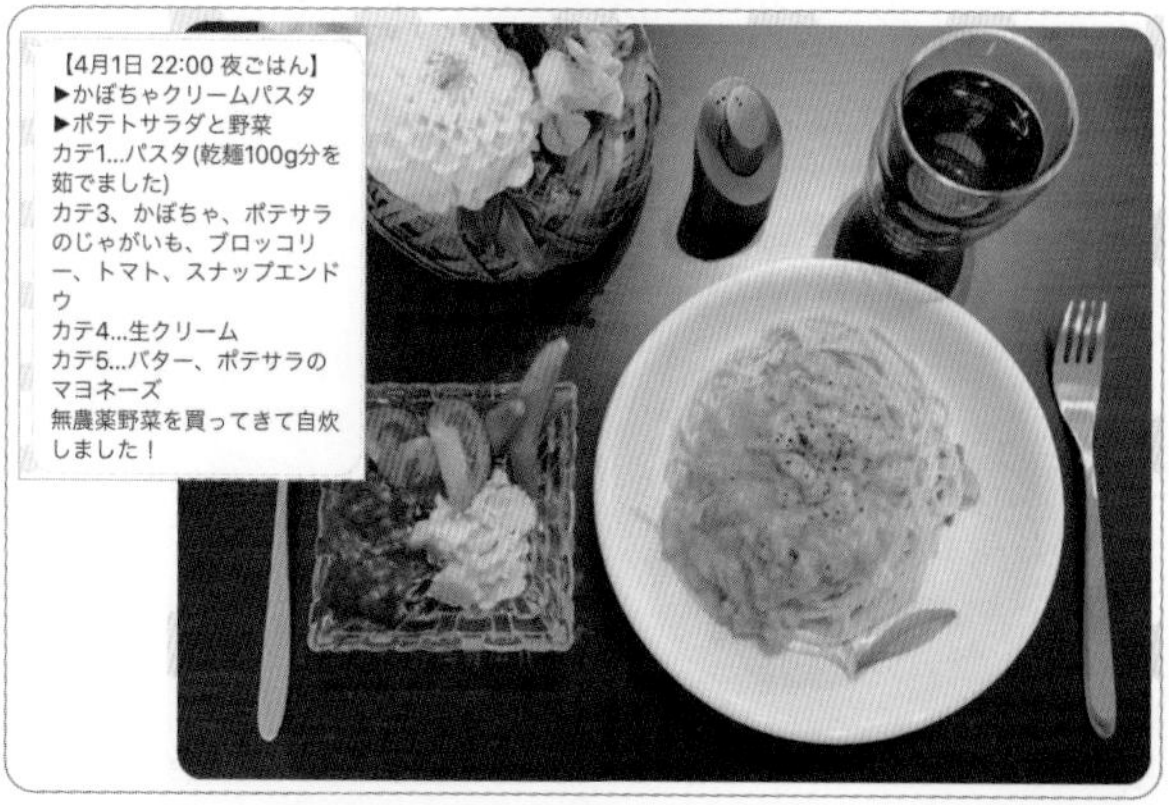
【4月1日 22:00 夜ごはん】
▶かぼちゃクリームパスタ
▶ポテトサラダと野菜
カテ1…パスタ(乾麺100g分を茹でました)
カテ3、かぼちゃ、ポテサラのじゃがいも、ブロッコリー、トマト、スナップエンドウ
カテ4…生クリーム
カテ5…バター、ポテサラのマヨネーズ
無農薬野菜を買ってきて自炊しました！

4/1 夜ごはん

かぼちゃとじゃがいもはカテ1が主成分の食品になります(>_<)
パスタ、かぼちゃ、じゃがいも、とかなりカテ1オーバーをしてしまいましたね。
野菜と思いきや、イモ類はカテ1になるので、今後は間違えないようにしましょう！
昼ごはんから夜ごはんまでかなり長い時間が空いてしまったので、全体的に脂質量を抑えた調理法に工夫をしたり、カテ3を増やしてベジタブルファーストを意識していけますように♪
食事の時間が空きすぎてしまうと、血糖値の急上昇を招いてしまいます(>_<)
ベジタブルファーストを徹底することで、血糖値の上昇を緩やかにすることも可能なので、今後は野菜ジュースでもいいのでもう少しカテ3を増やせますように！

30代 女性 専業主婦

年末年始に暴飲暴食しても、リカバリーの食事・家トレで乗り切った。

【ダイエットの感想】

旅行中の食事管理は、食べたものを見返すのが嫌で仕方がなかったのですが、ドカ食いをしたにもかかわらず、紗也香さんには優しくご指導いただきました。

産後10年で気づけば出産前と比べて7キロ太ってしまったので、藁《わら》にもすがる思いで申し込みをしました。

栄養学や食事の管理方法、なぜごはんを食べるのか、食べる時間や糖質の種類などを教えていただいたので、これからも継続できそうです。

♥紗也香のコメント

ごはんを食べることで体脂肪を燃焼しやすくし、こんなに体脂肪が落ちました。
身体は食べたものでできています。日々の食事は、目的を考えることで、何を選択すべきなのかが決まってきます。

\\ 1カ月でダイエット成功!! //

体重-1.7kg　体脂肪率-5.5%　体脂肪量-3.1kg

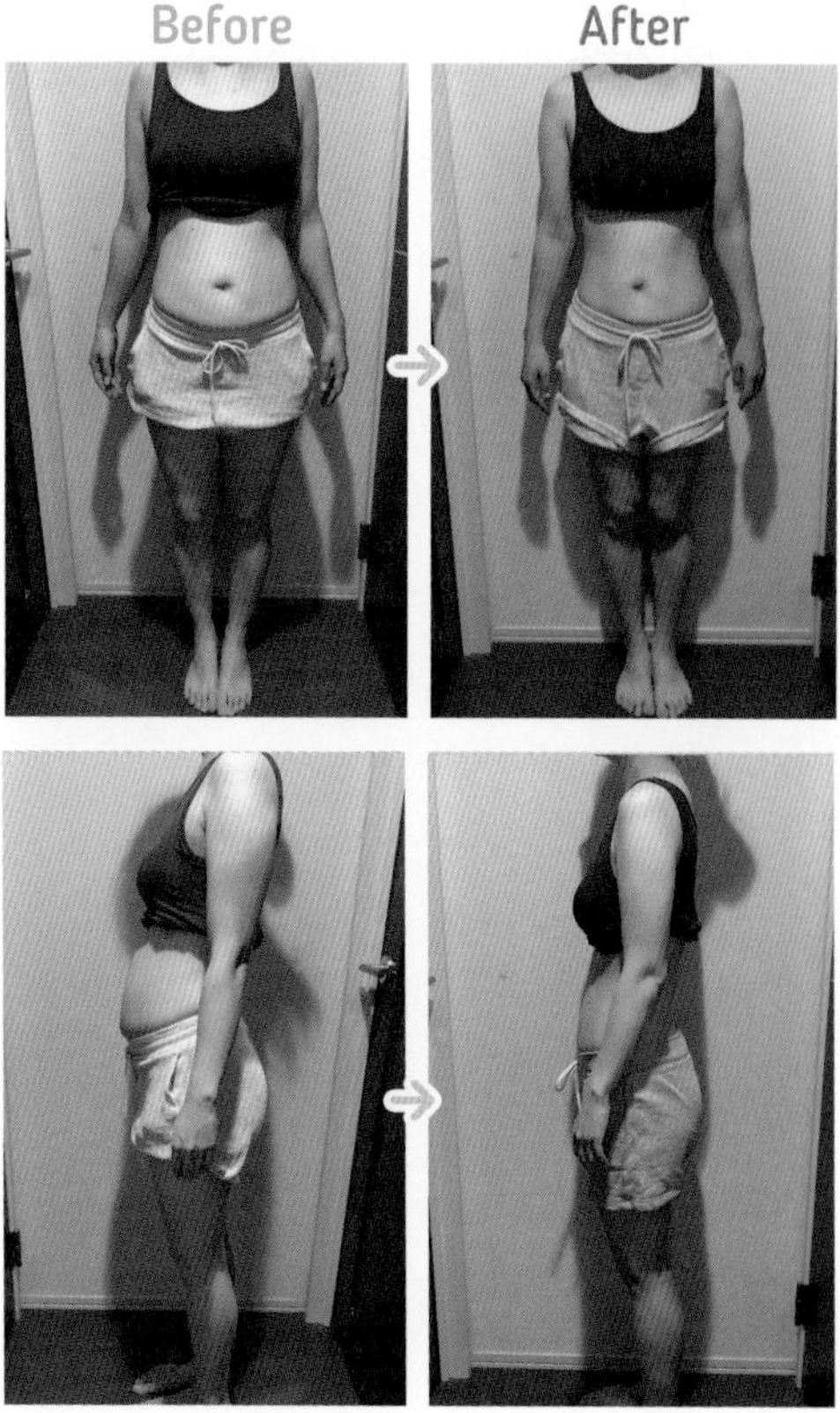
Before
After

30代 女性 看護師

ダイエット難民を繰り返していたが、2カ月で体重9・2キロ減!

【ダイエットの感想】

いままで数えきれないほどのダイエットをして、体重は減っていくものの、食事制限がキツかったり、トレーニングが必要だったり……。食べること（甘いもの）が大好きで、運動が大嫌いな私には相当なストレスで、結局リバウンドの繰り返しでした。

しかし、紗也香さんの指導で、栄養目線から管理して考える方法が身につきました。今後も続けて、最終目標まで頑張りたいと思います。

♥紗也香のコメント

いろいろなダイエットを試してはリバウンドを繰り返していたという話を聞きました。
3食正しくごはんを食べてやせるという方法を、習慣化していただけたので、現在もリバウンドなしの連絡があり、私もうれしいです。長い人生のたった数カ月間、意識を変えるだけで、リバウンドなしの身体を手に入れられて最高ですね。

＼2カ月でダイエット成功!!／

体重-9.2kg　体脂肪率-6.3%　体脂肪量-7.4kg

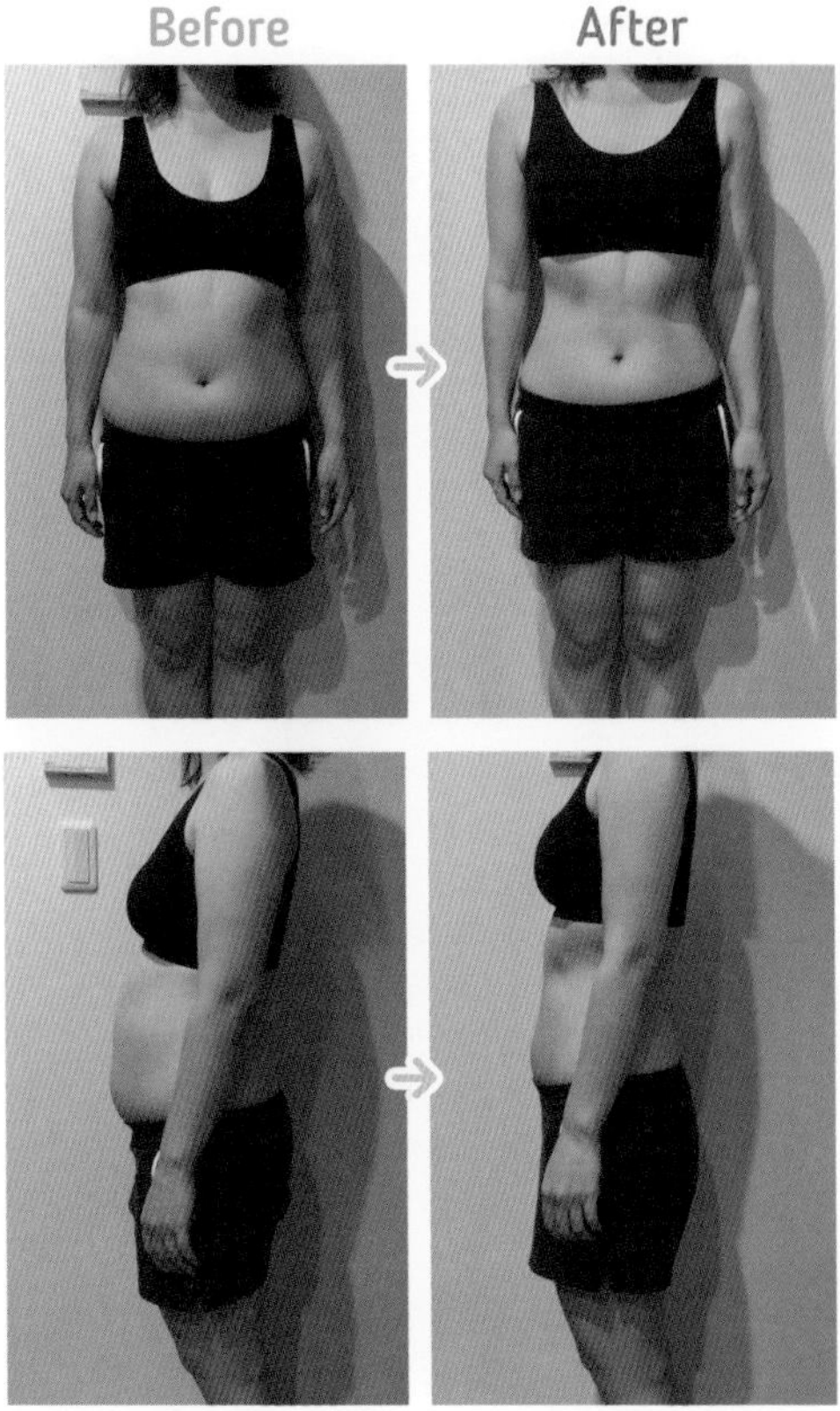
Before
After

30代 女性 事務職＆居酒屋アルバイト

丁寧な食事指導で、1カ月で体重3キロ減！かっこよくスキニーデニムを履きたい。

【ダイエットの感想】

食べ過ぎてしまったとき、頭は忘れても身体はしっかり覚えていて、２～３日後に体重を見てハッとして、本当に身体は食べたものでできているんだなぁと実感しました。しかし、食べ過ぎてしまっても、毎食ごはんは食べられて……。調整の概念が覆されました。

そして最後に、全身写真を見てびっくり。家トレもできなかったのに、この成果は感動です。みんなから「細くなった！顔ちっさくなった！」といわれました。かっこよくスキニーデニムを履ける日まで、これからも頑張ります。

紗也香のコメント

多忙な中でも、食事の内容や時間を意識するだけで、身体は変わります。そして、食品の主成分をしっかり把握することで「何を食べ過ぎている？　何が足りない？」と摂取すべき食品が明確になるので、食事の選択が簡単になります。しっかり３食食べて、健康的にやせました。

＼＼1カ月でダイエット成功!!／／

体重-3kg　体脂肪率-2.5%　体脂肪量-1.6kg

Before　After

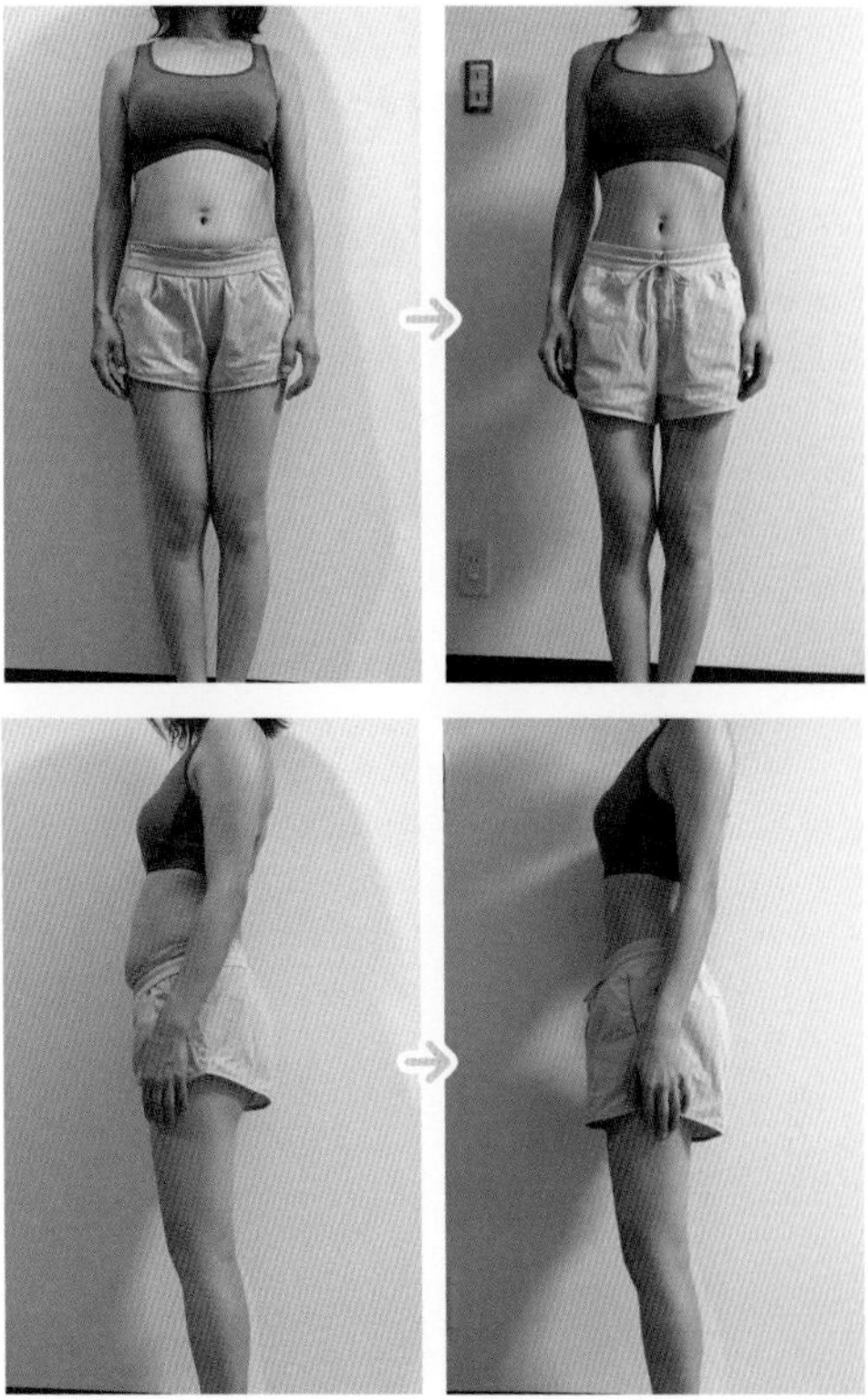

30代 女性 看護師（夜勤あり）

夜勤で生活のリズムが乱れがち。ごはんを食べて、1カ月で体重3.5キロ減！

【ダイエットの感想】

「食べてやせるダイエット」をレクチャーされてから、意識が180度変わって、改めて「人間は食べるもので、できている」と実感しました。5カ月ぶりに食べるお米がとってもおいしかったことを覚えています。

不規則な生活の中でも、無理せずストレスなく続けられて、徐々に体重が減ったのには本当に驚きです。

♥紗也香のコメント

過去に、糖質制限、ケトン体ダイエット、キツい筋トレなどでやせたものの、これ以上は続けられず、仕事の疲れやストレスで爆発したように食べてしまう悩みがありました。
夜勤があることで生活リズムも乱れがちでしたが、「必要な栄養、食品」を適切にアドバイス。3食しっかりごはんを食べつつ、1カ月で体重は3キロ以上も落ちました。「夜勤があるからやせない」ではなく、すべては食品の選択で決まります。

＼＼1カ月でダイエット成功!!／／

体重-3.5kg　体脂肪率-3.3%　体脂肪量-2.9kg

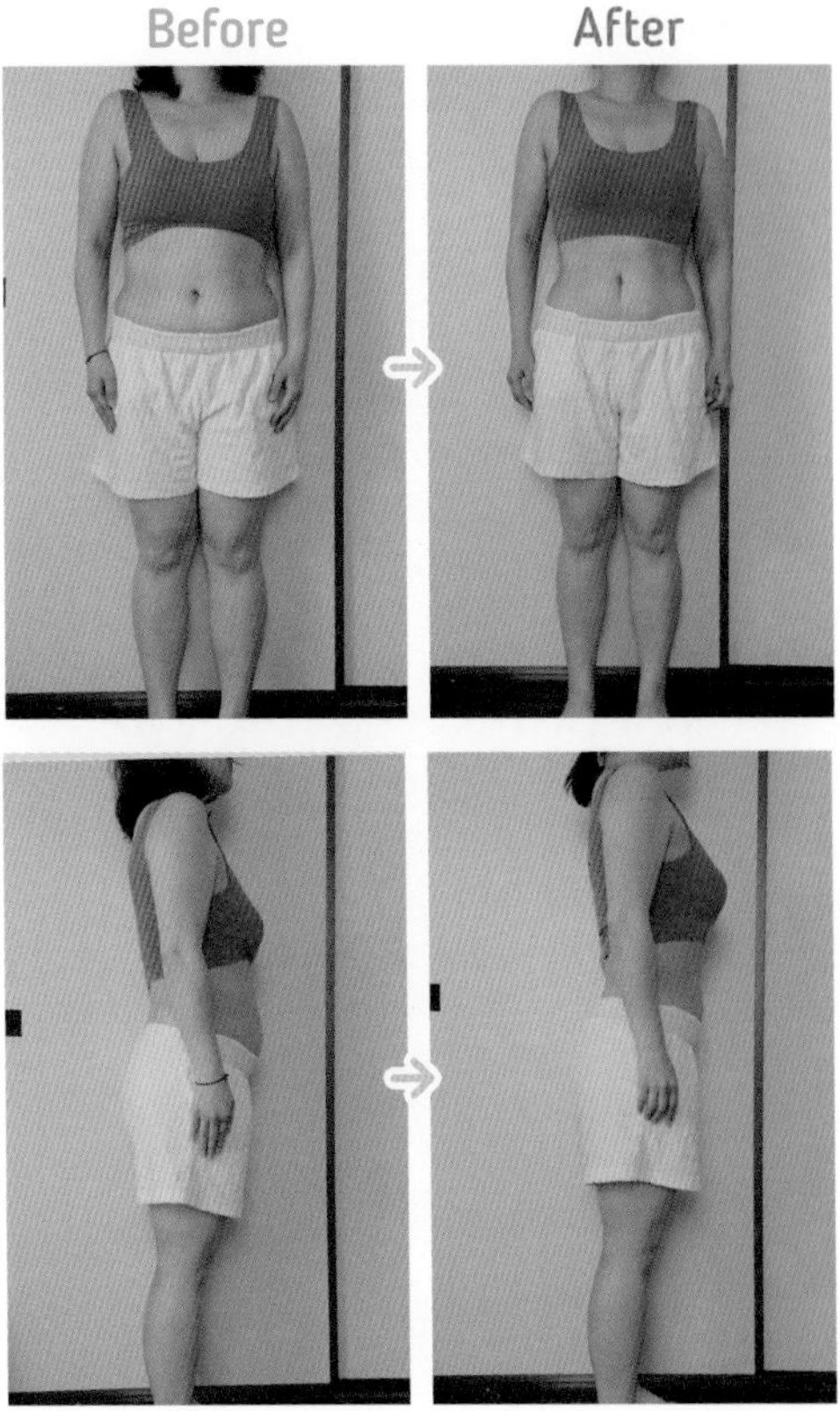
Before
After

30代 女性 会社員（事務職）

丁寧なサポートで、1カ月で体重2キロ減！今後は栄養の勉強もしたい。

【ダイエットの感想】

紗也香さんのご指導を受けて、食べ物というのは、身体を作る栄養なのだということを感じました。それぞれの栄養がもつ役割や、体にどう影響するのかも学びました。

ズボラで超面倒くさがりで、５年で８キロも太ってしまった私でしたが、ここまで頑張れたのは、紗也香さんの丁寧なサポートのお陰です。仕事で会食の機会もありましたが、翌日からのリカバリー法で取り戻し方も学ぶことができました。

志望動機や体重目標は正直に書きましたが、１カ月が終わってみて、「本気でめざしていいんだ」と、いますごく思えます。

♥紗也香のコメント

仕事の日は毎日コンビニ食でしたが、栄養の選択を見直すことで、やせることは可能です。身体のコンディションを整えることで、太りにくい状態を作ります。ごはんを食べて、きれいに無理なくダイエット大成功！

＼1カ月でダイエット成功!!／

体重-2kg　体脂肪率-3.9%　体脂肪量-2.6kg

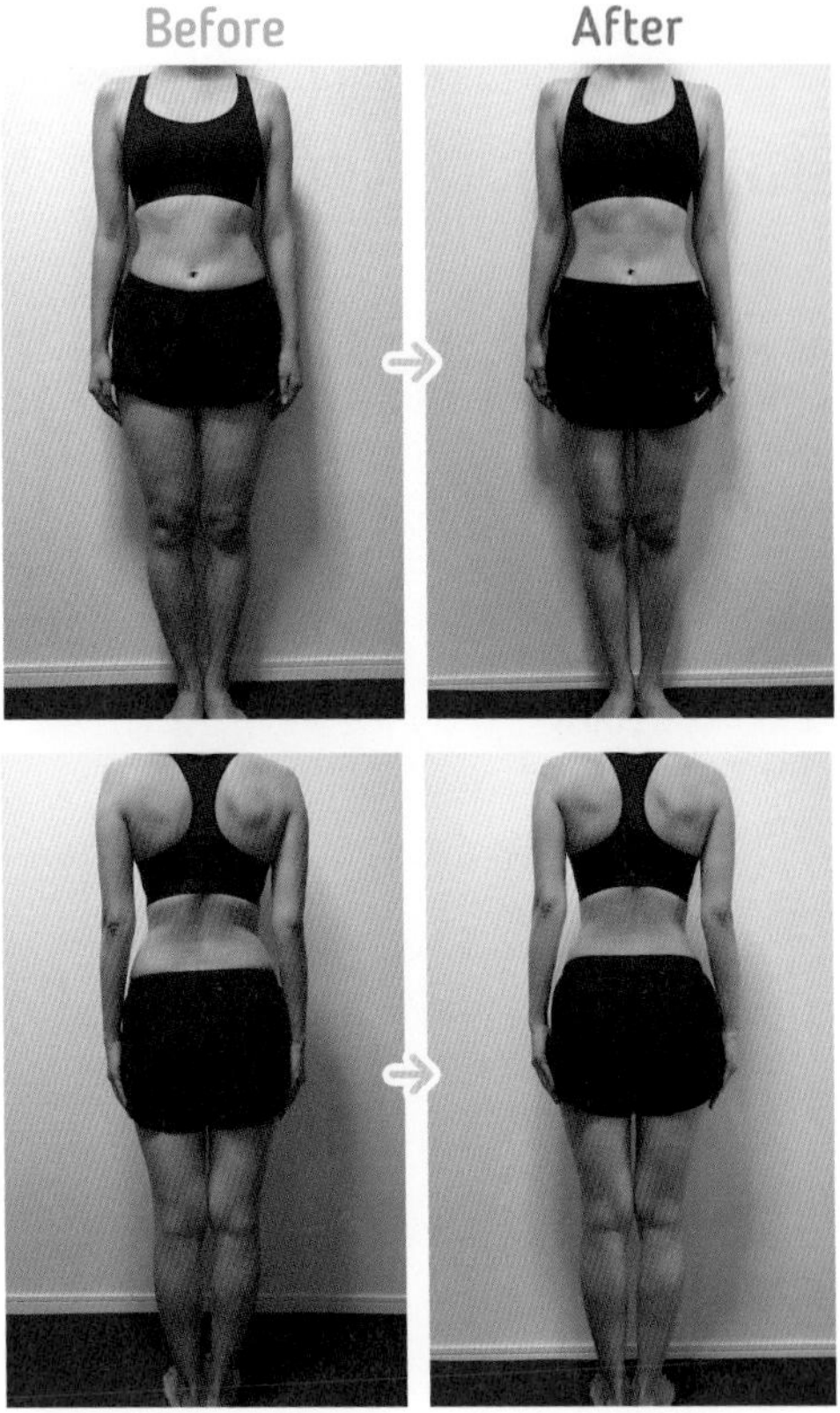
Before
After

30代 女性 キャビンアテンダント（国際線あり）

食べる時間・内容＋家トレで、体脂肪率が落ち、憧れのくびれができた。

【ダイエットの感想】

いつも、体重が増えたら断食をするといった、繰り返しでした。深夜の仕事など不規則な生活だったので、何をいつ食べればいいかを知りたくて応募しました。丁寧なアドバイスによって、管理や調節が可能に。そして、家トレは難しい動きや負担もなく、ほぼ毎日続けられ、くびれが日に日にできるようになりました。

体脂肪が減らないときは焦りましたが、食事や運動の見直し方のご指導で減らすことができました。

いままで、いろいろなダイエットを試してきましたが、私にはこれが合っていました。まさに「ファイナル・ダイエット!!」という言葉がぴったりです。

♥紗也香のコメント

仕事柄、機内食や海外での食事になることもありました。
しかし、ダイエットに大切な食品の主成分を知ってもらうことで、正しい選択をして、やせることができました。

＼1カ月でダイエット成功!!／

体重-3.1kg　体脂肪率-1.4%　体脂肪量-1.5kg

Before　After

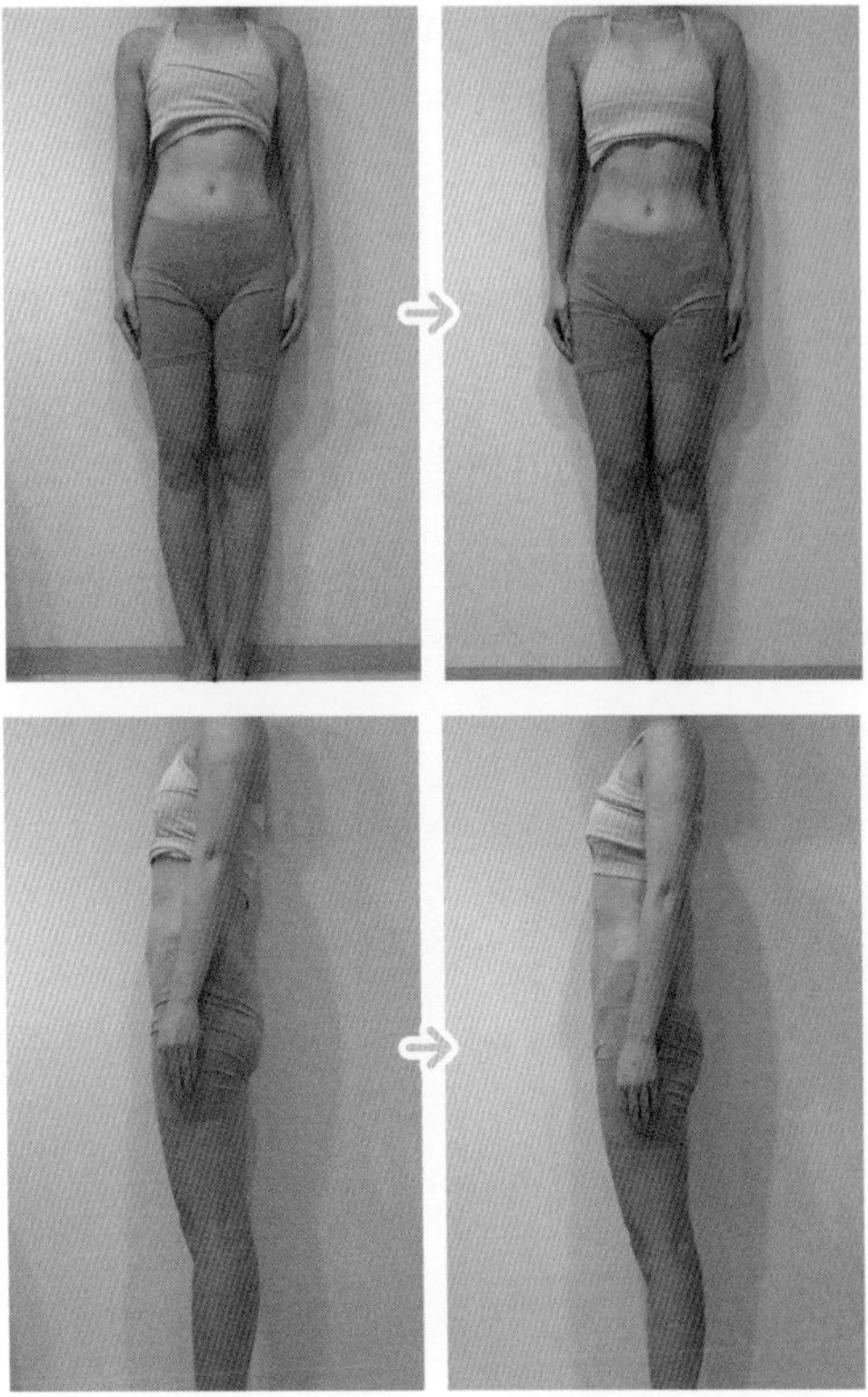

40代 女性 ヘアメイク

2カ月で体重7キロ減！
今後は維持することが目標。

【ダイエットの感想】

ダイエットをして良かったのは、必ず３食を食べるので、時間をうまく使えるようになったことです。

リバウンドして、またダイエットをするより、いまを維持するほうが、絶対に楽なので、以前と比べて食べ物のチョイスの仕方も変わりました。

本当に意識改革が起きました！いろいろなことに前向きになり、楽しくなりました。身体が変わると、心も変わるんですね。

♥ 紗也香のコメント

とても朝が早かったり、深夜まで仕事だったり、ロケ弁も多く、不規則な生活になってしまうことがありました。
そんな中でも食品の選択を意識し正しく３食を食べて、家トレなしでもきれいに体脂肪を落とすことに大成功です！

＼２カ月でダイエット成功!!／

体重-7kg　体脂肪率-6.9%　体脂肪量-5.5kg

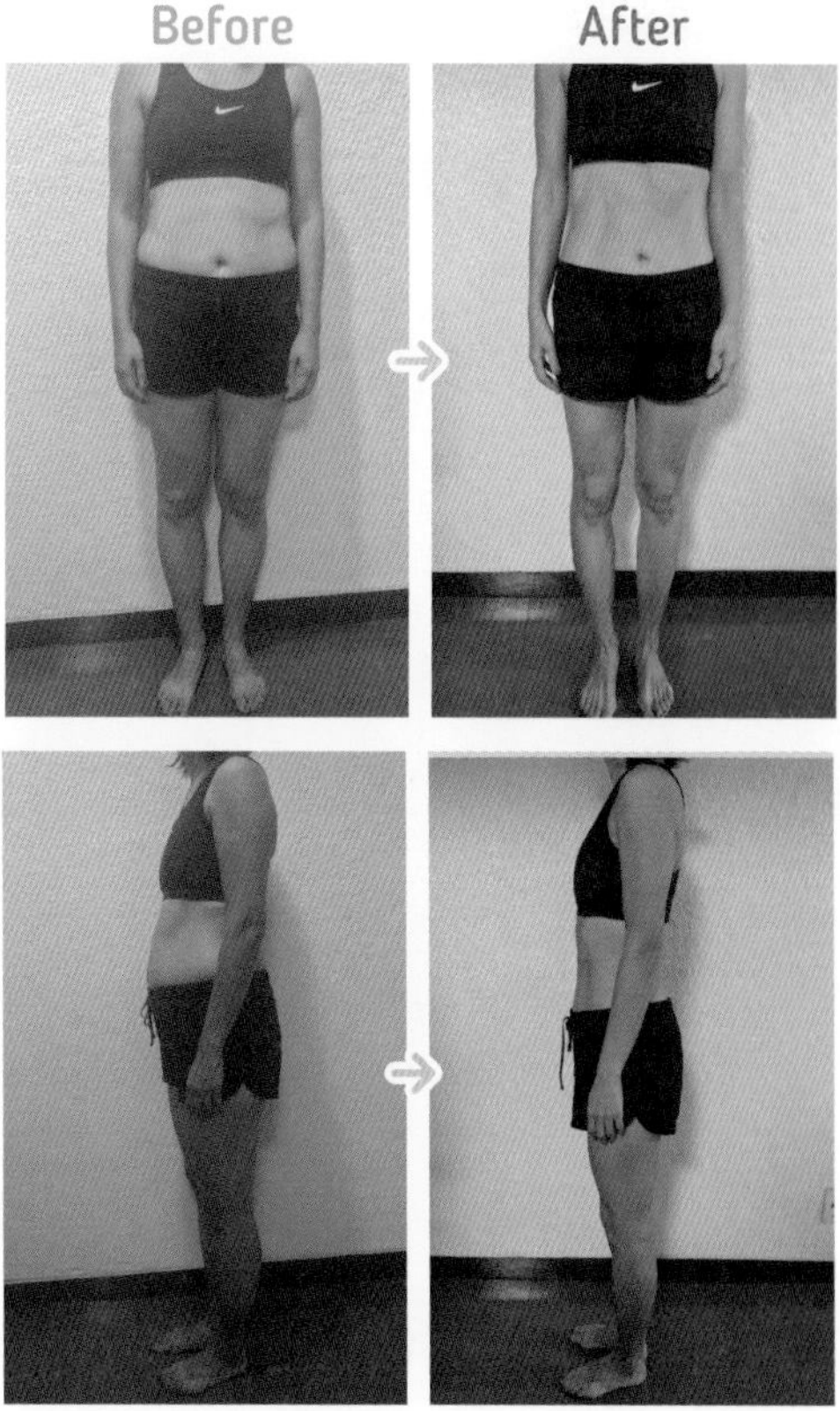
Before
After

30代 男性 自営業

会食の翌日で調整し、2カ月で体重10キロ減！

【ダイエットの感想】

いままでいろいろなダイエット方法を試して挫折ばかりでした。先生の励ましもあって、最初の3日間くらいは大変でしたが、徐々に慣れていくことができました。

仕事柄、会食も少なくありませんので、適切なご指示のお陰で、翌日以降の調整でバランスを取ることができたと思います。

このダイエット法は、人によって「合う」「合わない」が、もしかしたらあるのかもしれませんが、私としては本当に助かりました。

先生のご指導を卒業しても、元の体型に戻ることのないよう、頑張ります。

♥紗也香のコメント

決まった時間にお昼を食べられないといったライフスタイルでも、何かを制限するような過度なダイエットではなく、正しく3食食べることで、ダイエットに成功しました！　本人の努力の証ですね。

＼2カ月でダイエット成功!!／

体重−10kg　体脂肪率−5.6%　体脂肪量−5.1kg

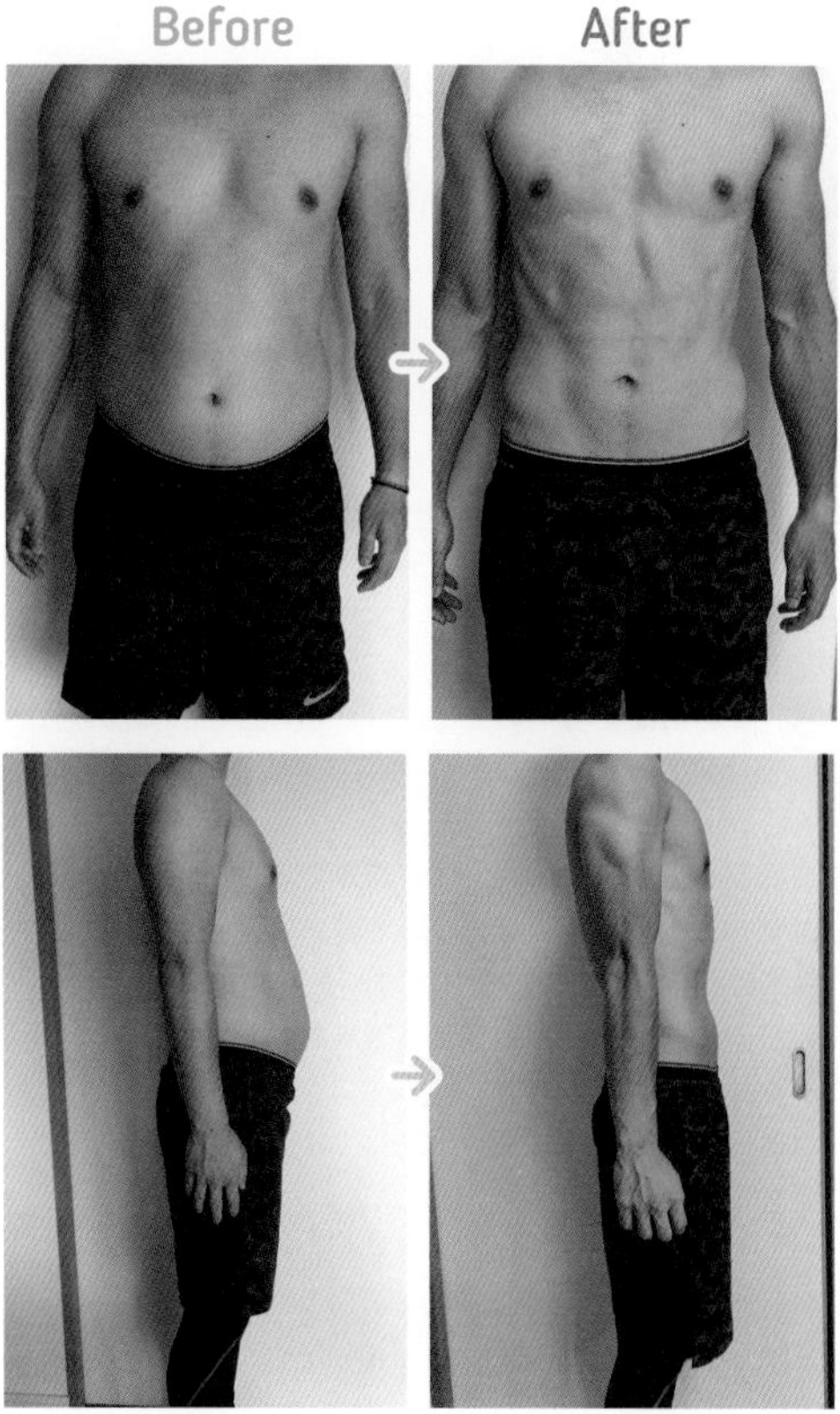
Before
After

column❶

白米、玄米、もち米の中では、これがおすすめ！

「白米、玄米、もち米のうち、どれを食べればいいですか」と、よく聞かれることがあります。

白米と玄米を比べると、食物繊維の量の違いが大きいです。玄米は食物繊維が豊富なので、血糖値の上昇も緩やかになります。だからＧＩ値が低いといわれたりもします。

玄米を選択していればいいかというと、それは場合によります。たとえば便秘中に食物繊維が豊富な食べ物を摂ると、便が詰まっている状態でさらに消化できないものを食べるので、便秘を悪化させる原因に。玄米は不溶性食物繊維なので、もし便秘をしているのであれば、玄米より白米のほうが良いと思います。玄米が好きでなければ、無理して玄米を食べる必要はなく、おいしく食べられるほうを選択しましょう。もち麦や雑穀米も同じ考え方です。

ただ、もち米はブドウ糖の含有量が白米より少し増えるので、１食に食べるのはひと口程度減らして量をコントロールしましょう。

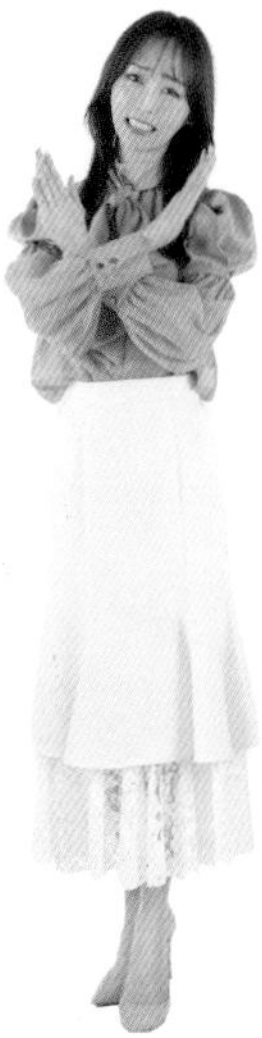

PART2

身体の仕組みと、栄養の摂り方

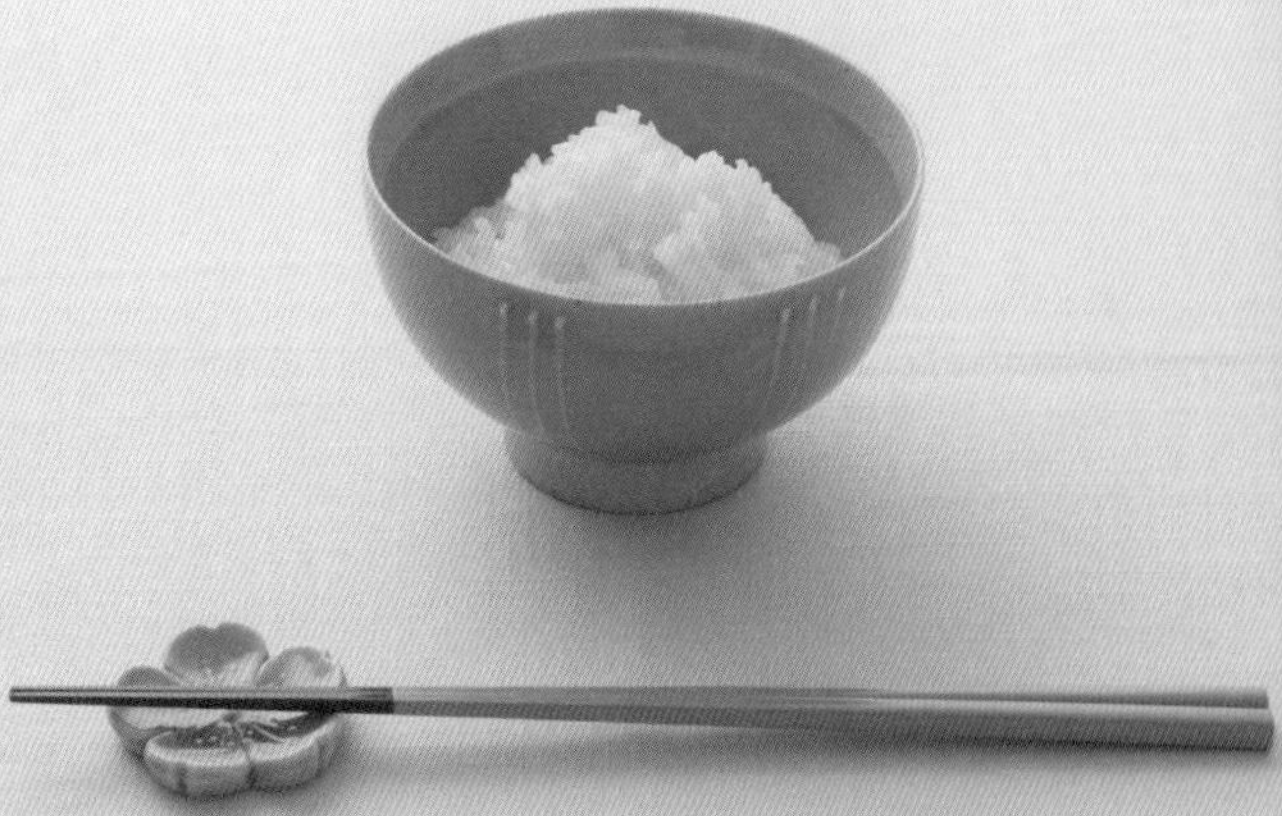

糖質の種類は、いろいろある

「炭水化物＝糖質」とイメージする方は多いと思いますが、炭水化物の中には食物繊維も含まれていて、その中の糖質がダイエットには重要な鍵となります。過去の私は、「糖質は太る！」と信じ込んでいたので、ありとあらゆる糖質を抜いていました。しかし、糖質とひと言でいっても、実はいろいろな種類があるのです。

身のまわりによく出てくる糖質としては、「ブドウ糖、果糖、ショ糖、乳糖」が挙げられます。名前がそれぞれ異なるように、構造がそれぞれ異なります。つまり、これらを摂取したとき、体内での消化吸収経路や、分泌されるホルモンなどにも違いが出てくるということです。

私たちが生きていく上で、大切な糖質があります。それはブドウ糖です。ブドウ糖は脳のエネルギーとなって利用されるので、絶対に欠かせない糖質です。ブドウ糖の摂取をなくしてしまうと、心身ともに支障が出てきてしまいます。何の糖質を選択するかによって、身体への影響が変わってきます。糖質制限ではなく、糖質の種類を考えてダイエットをはじめましょう。

■主な糖質の種類

ブドウ糖（グルコース）

穀類（米、小麦粉）、いも類など

果糖（フルクトース）

はちみつ、メープルシロップなど

ショ糖（スクロース） ＝グルコース＋フルクトース

フルーツ、砂糖、黒糖、オリゴ糖など

乳糖（ラクトース） ＝ガラクトース＋グルコース

牛乳、ヨーグルト、チーズなど

糖質の材料は同じ

水素　炭素　酸素

しかし、手のつなぎ方が違う

糖質の種類が変われば、構造が変わる

↓

構造が変われば、体内での作用も変わる

↓ブドウ糖の摂取で、体脂肪燃焼スイッチON!

ブドウ糖は生きるためのエネルギー源であることは、前ページでお伝えしました。実は肝臓の働きのひとつには、ブドウ糖を肝グリコーゲンとして一定量貯蔵する仕組みがあります。貯蔵した肝グリコーゲンは、生命維持や活動エネルギーとして少しずつ放出されるので、肝臓はある意味、私たちのバッテリーともいえます。

「バッテリー≒肝臓の大きさ」には個人差がほぼなく、肝グリコーゲンの貯蔵量はある程度決まっています。この貯蔵量からあふれた分が体脂肪になるので、あふれない量を食べていればブドウ糖を食べても太りません（疾患などがある場合は除く）。肝グリコーゲン残量が１００～60パーセントのときは、肝グリコーゲンの放出をメインエネルギーとして、活動しています。60～30パーセントになると肝グリコーゲンの放出はしつつ、少しだけ筋肉分解をしてエネルギーを作ったり、体脂肪の燃焼もはじまります。さらに、30～０パーセントになると、このままのスピードでは肝グリコーゲンが枯渇してしまうので、肝グリコーゲンの放出は節約モードに！　その代わり、筋肉分解をさらに活性化して筋肉からブドウ糖を生み出し、体脂肪の燃焼も続きます。

肝グリコーゲンの貯蔵が60～30%のとき、体脂肪が一番燃焼しやすくなる

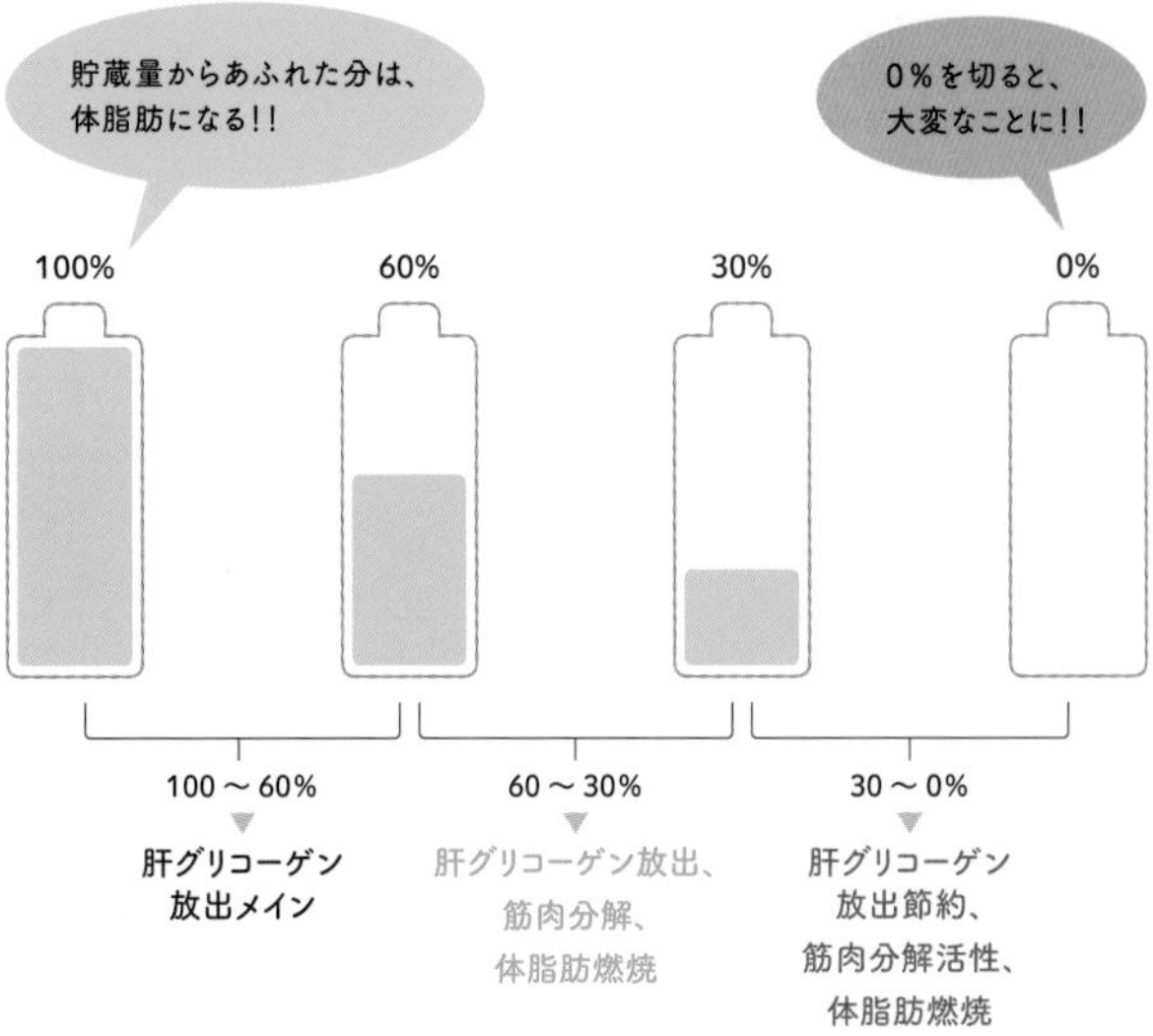

ダイエットの目的は体脂肪を減らすこと。
そして、筋肉は極力減らしたくない。
肝グリコーゲン残量が60～30%のタイミングを作り、体脂肪燃焼！
30%以下にさせず、筋肉分解は抑える！ この2つが大切です。

ブドウ糖を摂るタイミングと量

体脂肪の燃焼には肝グリコーゲンの残量が関係してくるので、ブドウ糖を摂る量と時間の管理がダイエットのポイントです。バッテリーの役目である肝臓の大きさは、男性は約１・５キログラム、女性は約１・３キログラムです。肝臓１グラムあたり、約50ミリグラムの肝グリコーゲンを貯蔵できるので、男性は最大約75グラム、女性は最大約65グラムの貯蔵が可能です。ただ、ダイエット中は肝グリコーゲン残量が60〜30パーセントの状態を保ち、体脂肪を燃焼しつつ筋肉の分解は抑えたいので、１食あたりのブドウ糖摂取目安量は、男性約60グラム、女性約40グラムにして管理します。

ブドウ糖は摂取してすぐに肝グリコーゲンになるわけではなく、食べてから栄養貯蓄までには2時間ほどかかります。そして、食べてから4時間ほどで残量が60パーセントくらいになり、約６時間後には30パーセントを切ります。ブドウ糖約40グラムはごはんでいうと、約１００グラムで、コンビニおむすび1個分ほどの量。ダイエット中は、肝グリコーゲンを枯渇させないために、約６時間ごとに１日３回の食事をすることが理想です。

ポイント

- 1日3食
- 1食のごはんは男性150g、女性100g
- 約6時間ごとに食事（ブドウ糖ローディング）

肝グリコーゲンの減り方

- 食後2時間は栄養蓄積の時間
- 肝グリコーゲンは、食後2時間後から減少
- 毎時約15gを放出

女性例

朝6：00にごはん100gを食べると…

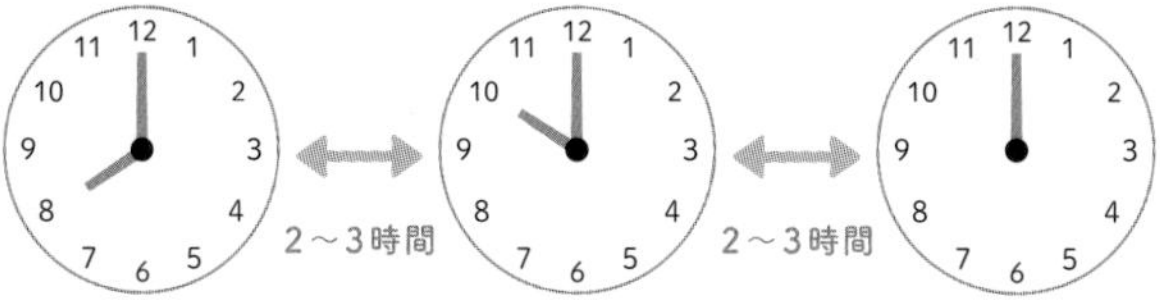

100%		60%		30%
65g	−約30g	39g	−約20g	20g

※毎時15gの放出ですが、60％以降は筋肉分解もはじまるのでマイナス約20gになっています。

※肝グリコーゲン残量は、前日の夜に摂取していて、完全に0％になっていない状態と考えます。

食後

2時間… 蓄積モード

4時間… 燃焼モード（ハイブリッド）

6時間… 省エネモード

糖質の中で、なぜブドウ糖が重要なのか？

糖質の中でも、ブドウ糖が重要なのは、肝グリコーゲンとして貯蔵でき、エネルギーになるからです。さらに、もうひとつの理由は、インスリン分泌をする唯一の栄養素だからです。ガラクトースはインスリン分泌をしますがとても弱く、フルクトースは極めて弱い性質があります。

インスリンは血糖を安定させたり、栄養を細胞へ取り込んだりする働きがあります。たとえば、筋肉量を増やしたい場合、筋トレをしてたんぱく質を摂取しますが、インスリンが分泌されていなければ、骨格筋に取り込まれるたんぱく質の量が少なく、取り込まれなかったたんぱく質は分解されて尿として捨てられてしまいます。ブドウ糖を摂っていなければインスリン分泌もされないので、せっかくの筋トレも効果が減ってしまいます。また、インスリンは血管新生といって血管を伸ばしたり柔らかくしたりするので、血液によって栄養を全身へ運び、冷え性改善や美肌効果も期待できます。

さらに、ブドウ糖には筋肉減退を防ぐ役割もあります。肝グリコーゲンの残量が30パーセントを切ると、筋肉分解が活性化されることで筋肉の減退が顕著に。これを糖新生といい、筋肉から分解されたアミノ酸が肝臓でブドウ糖に変わり、エネルギーとして利用されるのです。お米やパンを抜くということは、ブドウ糖が摂れていないことです。糖新生や全身の糖エネルギーの節約により、「省エネモード＝基礎代謝の低下」を引き起こす原因に。ダイエット成功のためには、ブドウ糖摂取が必要不可欠といえるのです。

ブドウ糖の重要性

- 糖新生の抑制…代謝の維持
- 筋肥大の促進…たんぱく質の運び役
- 血糖値の安定…空腹感の抑制
- 血管新生…冷え性改善、美肌効果

「ブドウ糖」約40gの摂取目安量

- ごはん …… 100g（コンビニのおむすび1個）
- 甘栗 …… 70g（約10粒）
- さつまいも …… 120g（約1/2本）
- かぼちゃ …… 180g（煮物サイズで6個）
- 食パン …… 6枚切りの1枚
- うどん・そば …… 2/3玉（1/3残す）
- 中華麺 …… 1/2玉（半分残す）
- パスタ …… 2/5人前（ゆで100g）

ダイエット中は、ごはんがおすすめ！

白米は入手しやすく、ごはん100gはイメージしやすいので、目標からズレることがあまりありません。いも類の場合は、外食時はブドウ糖の量を測りにくく、麺類もお店によってバラツキがあります。特に麺類は、調理油で脂質も高くなりがち。白米を食べて、ブドウ糖の摂取量を管理しましょう。

ケトン体と飢餓状態の関係性

一番避けたいのは、肝グリコーゲンの枯渇状態を作ってしまうことです。肝グリコーゲン残量0パーセントの状態が2日以上続くと、身体は完全に飢餓状態になります。飢餓状態では、ケトン体を合成して何とかエネルギーを確保します。

ケトン体は肝臓で脂肪酸から合成されます。脳、筋肉、腎臓ではケトン体をエネルギーにすることができますが、肝臓ではエネルギーにできません。赤血球でも利用することができないので、赤血球の機能低下や不全の原因となり、貧血や生理不順の引き金になりうることも考えられます。

活動エネルギーがケトン体からのエネルギーになると、脳神経の利用が65パーセントほどになり、記憶力の低下などにも影響が出てきます。リラックス作用のあるセロトニンも脳内で合成できなくなるのでイライラしやすくなったり、精神的に不安定な状態や、睡眠の質の悪化などさまざまな影響を及ぼします。

ケトン体は脂肪酸から合成されるので、一瞬「ダイエットに良さそう！」と思いますが、あくまでも飢餓に備えるための身体の仕組みであり、延命措置と認識しましょう。たとえば、断食やファスティング時には飢餓状態になっていると考えられるので、次の食事で必要以上にエネルギーを溜め込もうとして太りやすくなります。これは肝臓や脂肪細胞で脂肪合成を亢進《こうしん》してしまっているためです。「最初の数回はやせて成功していたのに、最近は全然食べていないのにやせなくなってしまった」という場合は、体脂肪燃焼ができず、内臓脂肪として溜め込んでおこうとする機能が高まっているからです。

飢餓状態を何度も繰り返したり、長い期間続けることで、「血管はボロボロ、筋肉量の減少、小腸の疲弊《ひへい》により栄養吸収の悪化、神経障害」など、身体への悪影響は数え切れません。過度な制限をするような炭水化物抜きダイエットや糖質制限は、短期間で数字上は成功したかのように思えますが、飢餓状態でやせることは果たして健康なのでしょうか。

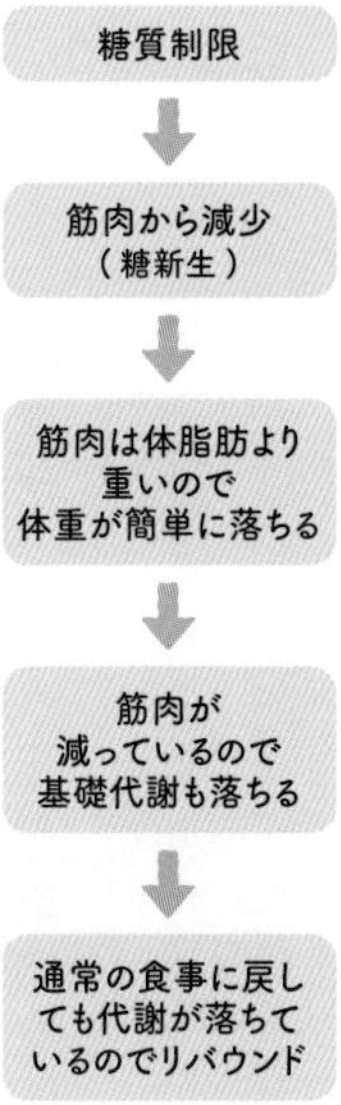
糖質制限
筋肉から減少
（糖新生）
筋肉は体脂肪より
重いので
体重が簡単に落ちる
筋肉が
減っているので
基礎代謝も落ちる
通常の食事に戻し
ても代謝が落ちて
いるのでリバウンド

※運動時と飢餓時での糖新生は代謝の回路が異なり、運動時は骨格筋の消耗はほとんどありませんが、飢餓時は骨格筋が消耗します。

↓果糖を控えて、ぽっこりお腹を凹ませる

フルーツはダイエット中には、控えたほうが良い食品です。フルーツの主成分はショ糖という糖質で、ブドウ糖も含まれていますが、果糖ももれなく含まれています。

果糖は、ブドウ糖と代謝経路が異なっているため、エネルギーが不足している場合や運動時は、果糖は肝臓で糖新生され、ブドウ糖として利用できますが、そうでない場合は体脂肪に変換されます。

なお、肝臓付近から蓄えられていくので、内臓脂肪として、ぽっこりお腹はもちろん、脂肪肝や肥満の原因になってしまいます。

果糖はインスリン分泌もほぼされず、ブドウ糖と違って骨格筋へたんぱく質を取り込めません。

「フルーツが悪！」ということではなく、目的によっては果糖の選択も必要な場合もあります。しかし、ダイエット中はブドウ糖からエネルギーを確保したいので、果糖はあえて選択しないほうが賢明といえます。「フルーツ大好き！」という方は、まずは果糖断ちからはじめてみましょう。

カロリー計算でのダイエットはNG

カロリー計算にこだわってしまうと「低カロリーなら安心！」と思ってしまいますが、これは大きな落とし穴。

ブドウ糖と果糖の体脂肪に及ぼす影響は、同じカロリー摂取をしていても、果糖は３倍のスピードで内臓脂肪に変換されてしまうのです。

フルーツはビタミン摂取ができて、カロリーも低く、美容にもダイエットにも良いというイメージが強いですが、「カロリーが低い！」という部分だけで食品の選択をしてしまうと、「何の糖質？」という部分が抜けてしまうので、食品選択の際はカロリーチェックの前に、糖質の種類に着目しましょう。

果糖を含む食品は要注意!!

- フルーツ
- グラノーラ
- 清涼飲料水
- オリゴ糖
- はちみつ
- メープルシロップ
- 乳酸菌飲料
- お菓子
- 菓子パン

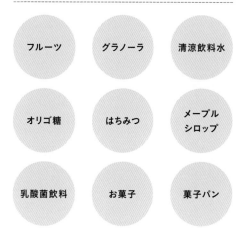

たんぱく質の適量はどのくらいか？

ダイエット中は、「たんぱく質を積極的に摂取しよう！」と努力している方が多いと思います。あるいは、「糖質は制限するけど、たんぱく質はいくら食べても良い！」という考え方も横行しています。私も、糖質は食べずに高たんぱく食に励んでいた過去があるので、そう考えるのはとてもよくわかります。根拠としては、糖質は貯蔵型の栄養素で、たんぱく質は非貯蔵型の栄養素のため、たんぱく質は太らないと考えられるのです。

たんぱく質は血液や筋肉、ホルモンなど、生体材料として必要な栄養素です。食品からは大豆製品、魚介類、肉類、卵、乳製品に多く含まれていますが、1度に処理しきれないほどの量を摂取すると、尿として排泄されるので腎臓の負担になってしまいます。

ちなみに厚生労働省が定める成人男女それぞれのたんぱく質の1日摂取推奨量は「男性60グラム、女性50グラム」です。これを3食に分けると、「男性は1食約20グラム、女性は1食約17グラム」となります。仮に1食分の推奨量が摂取できなかったとしても、体内で緊急事態になるわけではありません。血液には約4カ月の寿命があり、寿命の切れた血液（赤血球）がアミノ酸に変わって、たんぱく質の不足分を補ってくれます（骨格筋量や体格によって個人差があるので、細かく知りたい場合は血液検査などが必要です）。

毎食、極端にたんぱく質の摂取量が少ない場合は、栄養不足になりますが、ときどき不足してしまう分には大きな問題はありません。ダイエット中は筋肉を増やすことが第一目的ではなく、体脂肪燃焼が優先なので、やみくもにたんぱく質を摂ればいいというわけではなく、ブドウ糖に加えてたんぱく質も適度に摂ることが大切です。

糖質	貯蔵型
脂質	貯蔵型
たんぱく質	非貯蔵型

たんぱく質摂取のポイント

- たんぱく質主成分の食品には、同時に脂質も必ず含まれています。脂質は糖質と同じく貯蔵型の栄養素なので、食べ過ぎは注意が必要です。
- 怪我や免疫力の低下、生理中などは体内でのたんぱく質が不足しやすいので、その場合は意識して多めに摂取しましょう。
- 骨格筋肥大が目的の場合は、たんぱく質摂取量を増やすことだけでなく、運動内容や高負荷のトレーニングに、ブドウ糖摂取量も増やしていくので、体脂肪燃焼の食事法とは変わってきます。

⇩脂質を抑えることが、ダイエット成功の近道

ダイエット中は、脂質の摂取にも目を光らせなければいけません。脂質は体脂肪の原因にもなりますが、細胞膜の成分やホルモンの合成、体温維持など生理機能にとって、大切な栄養素でもあります。

不足し過ぎても良くないのですが、3大栄養素の中でも一番カロリーが高い栄養素です。糖質やたんぱく質は「1グラム＝4キロカロリー」ですが、脂質は倍以上の「1グラム＝9キロカロリー」になってしまうということを覚えておきましょう。

脂質の消化吸収は「小腸→リンパ管→鎖骨下静脈→心臓→全身」へと巡ります。最終的には全身の脂肪細胞へ入って体脂肪になりますが、先に心臓を通るので、上半身の二の腕や顔まわり、デコルテ（胸）のあたりから体脂肪がつきやすい特徴があるのです。「二の腕を引き締めたい！」という方は、脂質メインの食事が頻繁になっていないかを見直してみましょう。

ダイエット中の脂質摂取の考え方としては、たんぱく質（主菜）を摂取していれば脂質も摂取できるので、あえて脂質が主成分の食品を選択する必要はありません。「1食

あたり脂質15グラム以下」の食事を意識しましょう。どの油も「1グラム＝9キロカロリー」です。体に良い油といっても、脂質に変わりはないです。低脂質を心がけることが、ダイエット成功の近道です。

ダイエット中の脂質の摂り方

- 主菜から摂るようにする（摂れている）
- 脂質30g以上は高脂肪食
- どの油も1g＝9kcal
- 「オメガ○の油だから良い！」と思っても、ダイエット中はやめる
- 商品油はなるべく避ける（トランス脂肪酸、MCTオイル）
- 1食あたり脂質15g以下をめざす

1gあたりのカロリー量

糖質 4kcal

たんぱく質 4kcal

脂質 9kcal

※体脂肪1kg→約7200kcal

※食品から摂取する脂質はほとんどが長鎖脂肪酸という種類のものですが、中鎖脂肪酸と呼ばれる脂質もあります。これはリンパ管ではなく血管に吸収され、肝臓で蓄積されます。脂肪肝の原因にもなってしまうので、摂り方は少し注意が必要です。

column❷

「朝・昼・夜ごはん」時間間隔の空け方

食事をするタイミングは、肝グリコーゲンの貯蔵量を考えて1日3回、約6時間ごとを推奨しています。ポイントは、肝グリコーゲンの残量です。女性がごはん100gを食べたとして、肝グリコーゲン残量が30％以下にならないようにするには、最大6時間の間隔が限界です。6時間以上空く場合は、30％以下になる前にブドウ糖を摂取しましょう。たとえば、昼ごはんを12時に食べた場合、本来は夜ごはんを18時頃に食べたいですが、残業があって8時間後になってしまう場合、18時頃のタイミングで先に夜ごはん分のブドウ糖を摂取します。コンビニおむすびや甘栗、干し芋でもOK！もぐもぐする環境がない場合、米麹の甘酒でもOKです。

そして帰宅後にブドウ糖以外の食事（なおかつ脂質の低いメニュー）で、お腹を満たします。夜はお味噌汁や湯豆腐など、身体を冷やさないようなメニューが理想的ですね。

また、休日に食事のリズムが崩れて、食事の時間が空けられない場合、たとえば朝ごはんを9時に食べて、昼ごはんが12時になってしまう……。そうなると、食事の時間が3時間しか空かないので、朝のブドウ糖摂取量を半分に減らし、昼は通常に戻すという調整がおすすめです。

よくある間違いとして、朝のブドウ糖を抜いたから「昼にその分、増やしても大丈夫！」と思いがちですが、栄養は貯蔵できる量が決まっていて、1回に処理できる量には限りがあります。まとめて摂取するのはやめましょう。

PART3

毎日のごはんの組み立て方

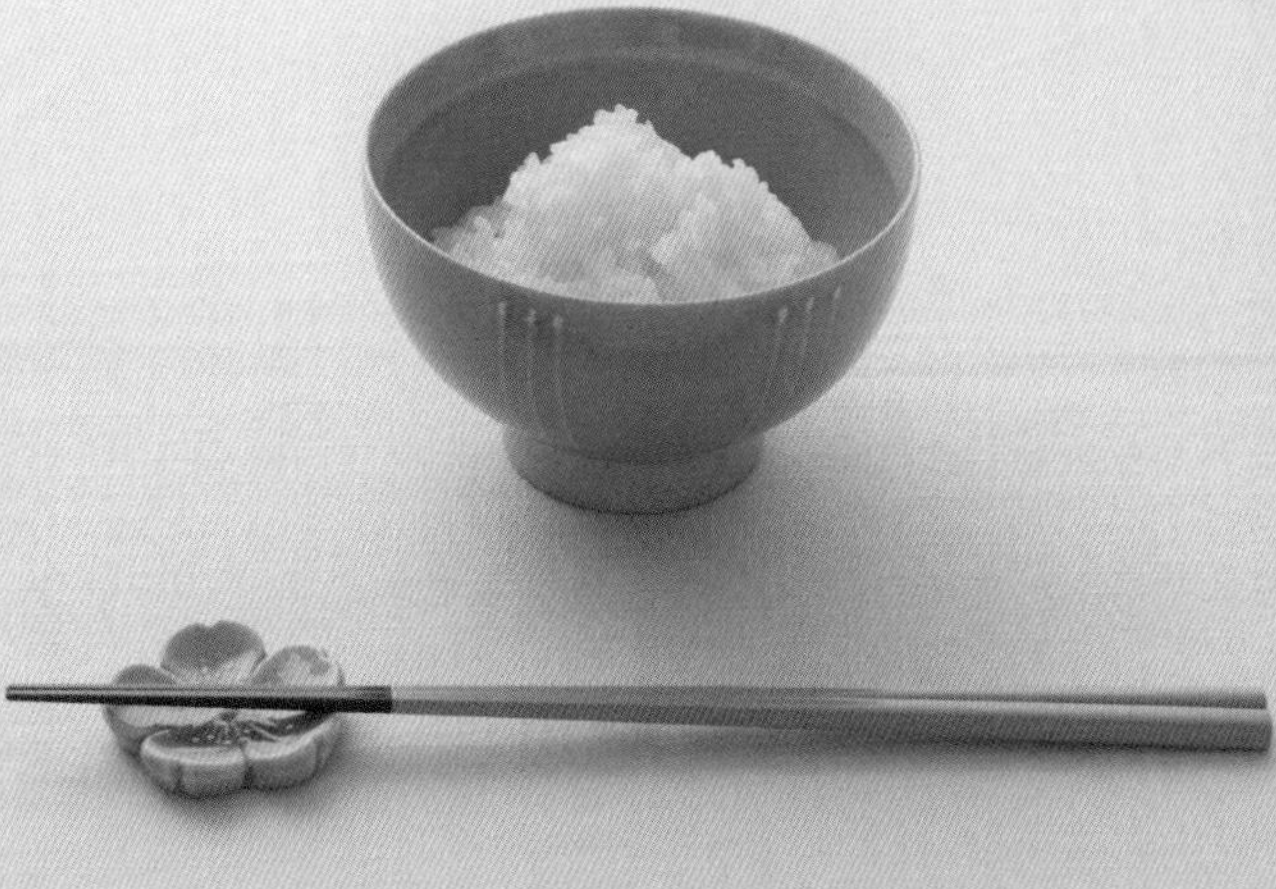

栄養バランスは、食品カテゴリーマップで管理

栄養コンシェルジュが活用している栄養コンサルティングガイドの「食品カテゴリーマップ」を使って、栄養管理を行います。食品カテゴリーマップは食品の主成分ごとに1～7までカテゴリー分けされているため、素早く簡単に目的別の食品選択ができます。

難しいカロリー計算や、細かい栄養管理の技術を覚える必要はなく、食品カテゴリーマップを活用すれば日々の食品選択に迷うこともありません。

カテゴリーごとに身体機能が変わるので、「このカテゴリーの食品を食べ過ぎていないか？」ということや、「いまの食事管理の目的に、そのカテゴリーは必要なのか？　不必要なのか？」ということも判断できるようになっていくので、とても便利です。ぜひ活用してみてください。

カテゴリー別の特徴

- **カテゴリー 1**…ブドウ糖主成分で、インスリン分泌ができる食品
- **カテゴリー 2**…たんぱく質と脂質を含む食品
- **カテゴリー 3**…食物繊維がメインで、ビタミン、ミネラルを含む食品
- **カテゴリー 4**…乳製品
- **カテゴリー 5**…脂質を多く含む食品
- **カテゴリー 6**…果糖を含むすべての食品
- **カテゴリー 7**…アルコール飲料

食品カテゴリーマップ

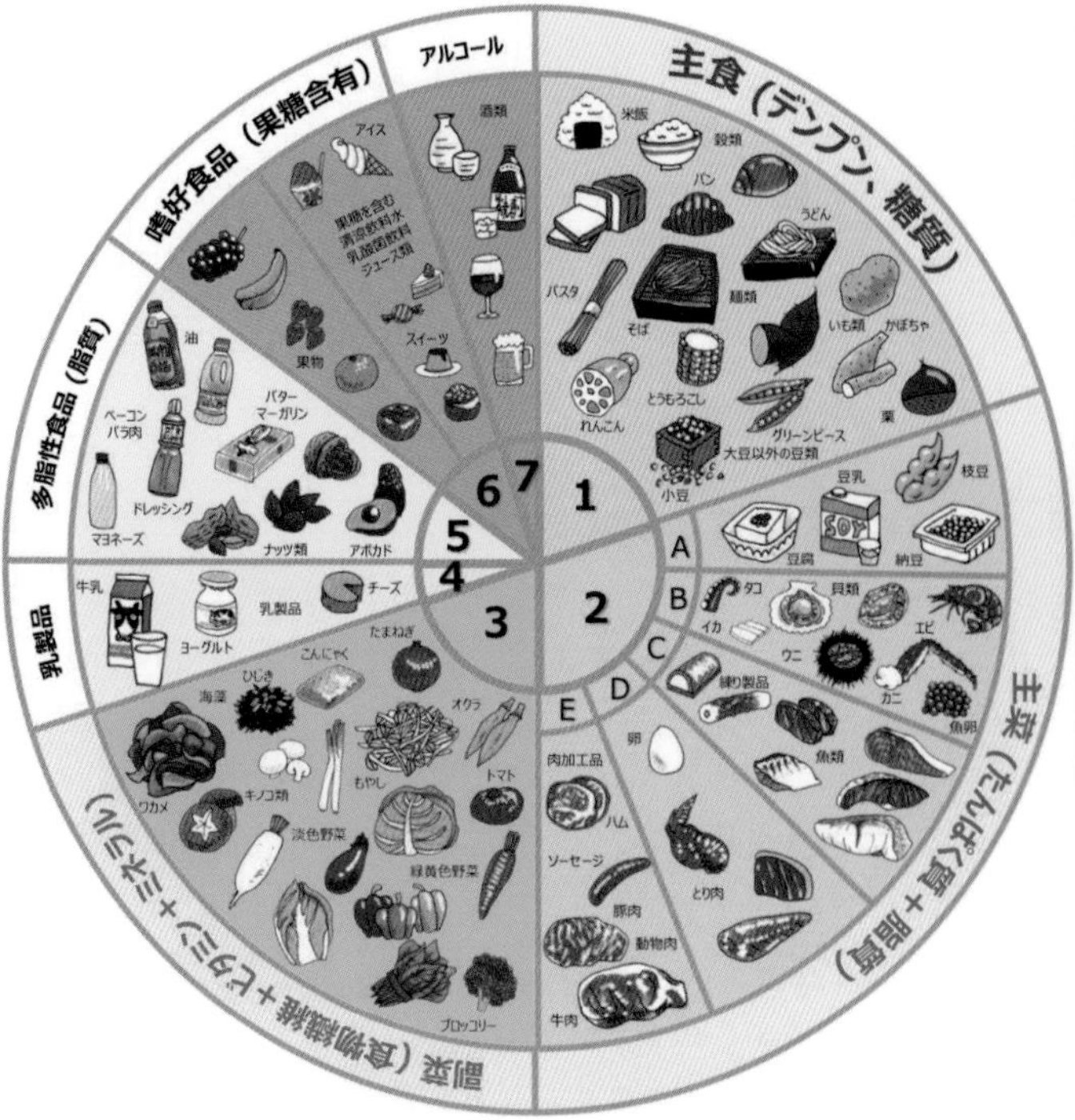

参考資料：一般社団法人　日本栄養コンシェルジュ協会
栄養コンサルティングガイド®（NCG®）の
食品カテゴリーマップ

引用元：一般社団法人日本栄養コンシェルジュ協会:栄養コンサルティングガイド(NCG®)のための食品カテゴリーマップ（2019年10月時点）
http://nutrition-concierge.com/

カテゴリー1

主食（デンプン、糖質）

ブドウ糖主成分の食品。膵臓に作用して、
インスリンを分泌する唯一の栄養。

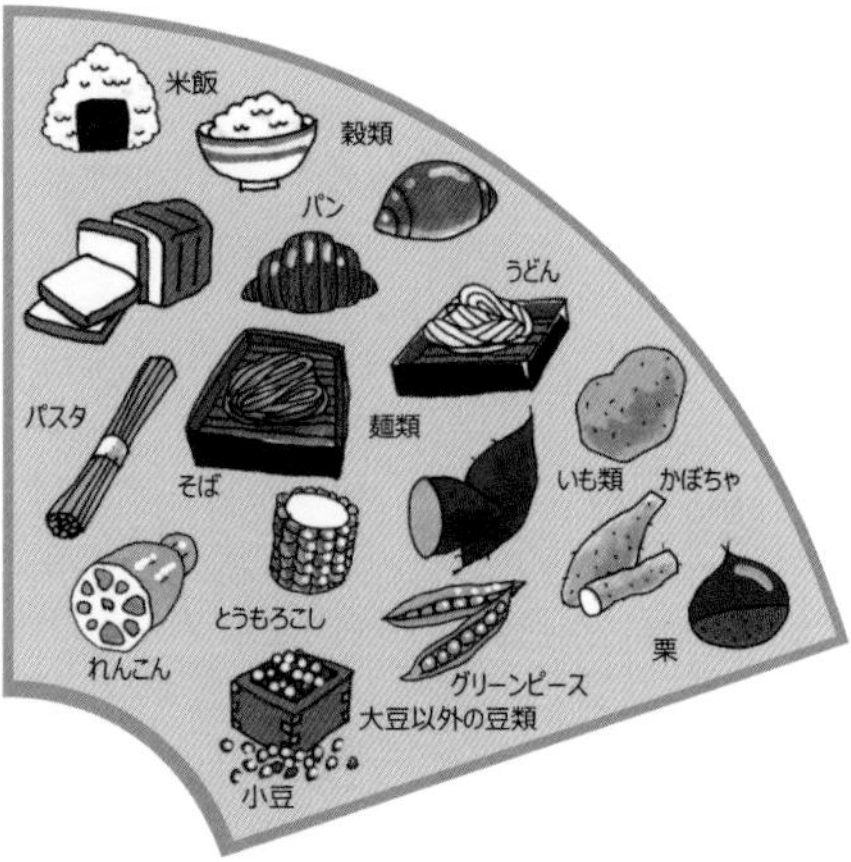

Q 大豆外の豆類は、
野菜ではないのですか？

A グリーンピース、いんげん豆、そら豆など豆サラダやスープなどに入っているので、ヘルシーな印象があります。豆部分の主成分はブドウ糖なので、重複に注意しましょう。

Q 海外にいるためお米を食べられません。
どうすればいい？

A パンやいも類を主食にしている国もあります。お米が絶対というわけではありません。大切なのはブドウ糖摂取です。海外旅行の際など、お米を食べるのが難しいケースもあるので、柔軟に対応しましょう。

Q デンプンの種類は豊富なのに、お米だけを食べるの?

A 「お米」を推奨しているのは、計算が楽だからです。1～2カ月して慣れてきたら、「お米+かぼちゃ」という食べ方にしても構いません。ただ、肝グリコーゲンの貯蔵はあふれないように注意です。

特徴

- 一定量は肝グリコーゲンとして貯蔵ができる
- 食べ過ぎると体脂肪として貯蔵してしまう
- インスリンを分泌できる食品
- 筋肉を増やしたい場合はたんぱく質と一緒に摂る
- とうもろこし、れんこん、胡麻豆腐、タピオカ、春雨もこのカテゴリーに入る

ダイエット中のポイント

- お米の場合は1食ごはん100～150gに調整する
- 朝～昼、昼～夜は、約6時間ごとに摂取するのが理想
- 片栗粉は主成分がデンプンのため、トロミを出している料理の場合は注意

カテゴリー 2

主菜（タンパク質、脂質）

たんぱく質と脂質を含む食品。
A～Eに分けてあり、Eにいくにつれて
脂質が高くなる傾向。

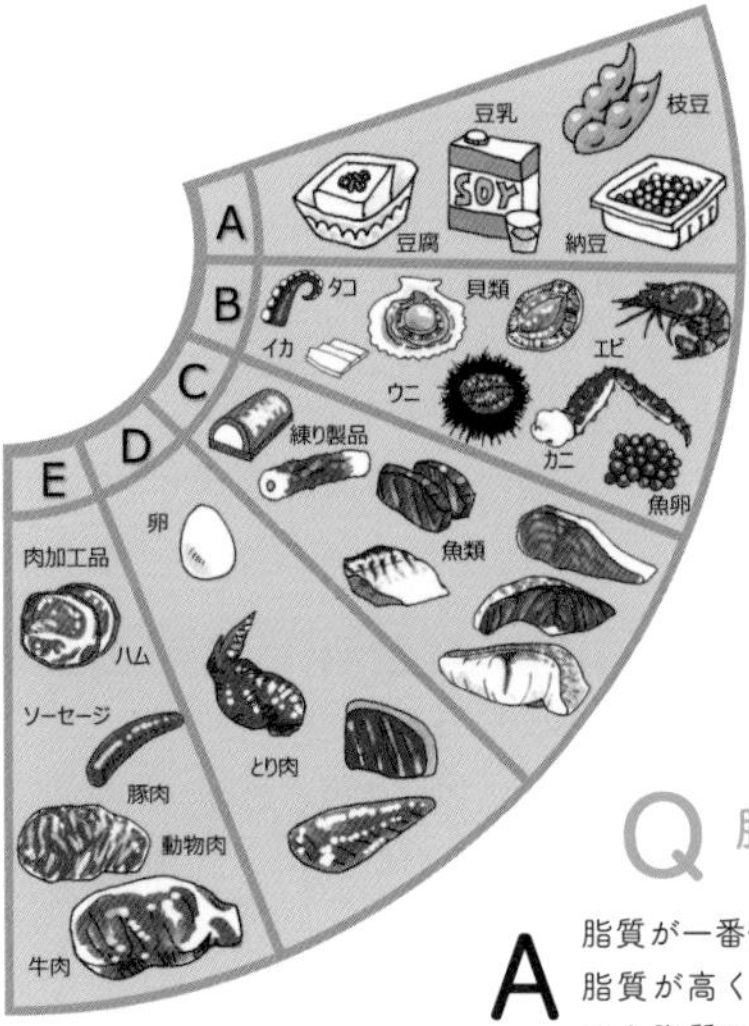

Q 脂質の低い順番は？

A 脂質が一番低いのはAで、B以降は順に脂質が高くなります。しかし、魚の中でも脂質の高いものもあれば、肉の中でも脂質の低いものもあるので、食べる際には、少し意識しましょう。

Q 肉よりも、魚を食べていれば安心ですか？

A 魚の中にも、脂質の多いものがあります。たとえば、さば、まぐろの大トロなどは、控えるようにします。

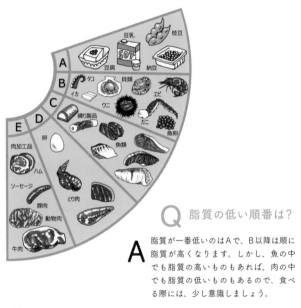

Q カテゴリー2の摂取で、気をつけることはありますか。

A 尿酸値が高い場合、カテゴリー2–Bは控えましょう。プリン体が多く含まれるため、尿酸値を上げる原因になります。

特徴

- A…植物性の脂質で低脂質な食品が多いため、ダイエット中でも安心できる
- B…脂質はかなり低いが、コレステロールやプリン体が多いため、人によっては控えなければいけない
- C…魚類なので体脂肪として蓄積しにくく、抗酸化作用（血液サラサラ効果）などもある
- D…鶏肉類で脂質がEより低いものが多い（鶏ささみ肉や、皮なし鶏むね肉）
- E…肉類なので飽和脂肪酸が豊富で、摂取し過ぎると悪玉コレステロールが増えたりする

ダイエット中のポイント

- おかずは2品以内にする
- 夜は特にD・Eは控えてA・B・Cから選択するのが理想的
- 豆乳ラテは主菜に分類される
- Cの中でも脂質の高い魚は注意（秋刀魚、鯖、うなぎ、トロなど）
- Dの中は、ささみや皮なし胸肉は脂質が低いので安心して摂取できる
- Eの中の肉についている脂身は、必ず取り除く

カテゴリー3

副菜（食物繊維＋ビタミン＋ミネラル）
※フィトケミカル（野菜・海藻・きのこ類）

食物繊維が主成分なので、
ほぼカロリーゼロという考え。
野菜、海藻、きのこ類に加えて煮物とお味噌汁も
このカテゴリー！

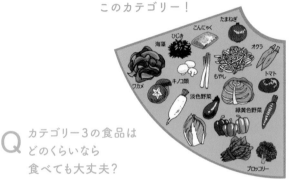

Q カテゴリー3の食品は
どのくらいなら
食べても大丈夫？

A 1食350g以下であれば問題ありません。そもそも
1回にそこまでの量はなかなか食べられないので、
あまり気にしなくてもいいと思います。

Q トマトやにんじんはGI値が高いと聞きましたが、
食べてもいいのでしょうか？

A GI値は血糖値の上昇率を測定したもので、トマトやにんじんの主成分は血糖値を上げるブドウ糖ではありません。一度にトマトの大きいもの3～4個や、にんじん20本などを食べなければ、血糖値が上がるほどの量ではないので、心配せずに食べて大丈夫です！

Q 煮物もカテゴリー3の扱いでいいの？ 砂糖が入ってますけど？

A 確かに煮物には砂糖やみりんが使われています。ただ、煮物を食べるとしても、1食で小鉢1～2品程度だと思います。丼で煮物を食べることはないと思うので、砂糖の摂取量は知れている量で、カテゴリー3の扱いにしています。お味噌汁も味噌(大豆)が含まれますが、食べる量は知れているのでカテゴリー3の扱いです。

Q 野菜ジュースは飲んでもいいの？

A どうしても忙しいときなどはサラダやお味噌汁を用意できないと思うので、野菜ジュースをカテゴリー3の代用とするのはOKです。ただ、果物入りはカテゴリー6になってしまうので、野菜のみのジュースにしましょう。

特徴

- ビタミン、ミネラルは果物より摂取しやすい食品が多い
- 食物繊維が豊富なものを最初に食べることで、血糖値の上昇を緩やかにする
- 体内で消化できないので胃の下の方まで残り、胃排泄遅延させるため満腹感を持続しやすい
- 食物繊維を摂取しておくと、吸収してしまう脂質を最大20%排泄してくれる

ダイエット中のポイント

- とにかくたくさん食べてカサ増し
- ベジタブルファーストで、食事の一番最初に食べる
- 野菜ジュース(果物なし)や、トマトジュースで代用可能
- 便秘中は食物繊維の少ないものを選択する
- 間食にカテゴリー3の食品を食べるのはあり

カテゴリー４

乳製品

成長期の子どもに必要な栄養素が豊富！
アスリートや高齢者にも大切なカテゴリーだが、
ダイエット中には必要ない食品。

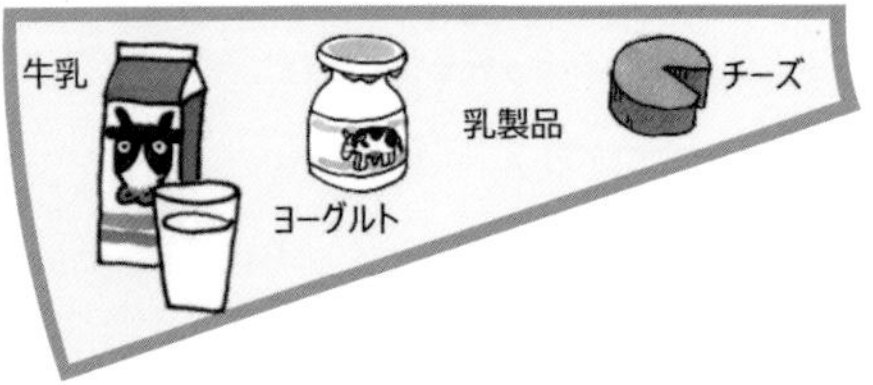

Q コーヒーに牛乳コップ1杯なら入れても問題ない？

A 牛乳は意外と脂質が高く、マグカップ１杯（約240g）で脂質約10gも含まれています。カフェラテ１杯を飲むことは脂質約10g摂取してしまっていることになるので、たった１杯でもダイエット中はおすすめできません。

Q 乳製品は手軽にたんぱく質が摂れる食品ですが控えるべき？

A たんぱく質はカテゴリー２の食品から十分摂取できます。ダイエット中は乳脂肪や乳糖は控えましょう。

Q 便秘対策でヨーグルトが欠かせません。どうすればいいですか？

A ヨーグルトや乳酸菌飲料は腸内環境を整える作用はありますが、別の方面から見直してみましょう。食物繊維の摂り方や、水分摂取量、運動量など、乳酸菌に頼る前に改善できることはいろいろあると思います。また、発酵食品であればヨーグルト以外でも納豆や漬物もあります。

Q 無脂肪ヨーグルトなら食べてもいい？

A 無脂肪であれば脂質がゼロではありますが、糖質やたんぱく質は含まれているため、他のカテゴリーの摂取量の調整が必要になります。計算も煩雑になり、コントロールが難しくなるので控えたほうが良いです。ただ、煮物もお味噌汁も具材がカテゴリー1や2の食品があれば、そのカテゴリーの追加をしてください。

特徴

- 乳たんぱく、乳脂肪、乳糖、ビタミンD、カルシウムなど、赤ちゃんや成長期の子どもには大切な栄養が豊富で栄養価が高い
- 成長期の子どもではなく、体重を減らしたいというタイミングには、必要以上に摂取すると体脂肪増加の原因になる
- 無脂肪牛乳や無脂肪ヨーグルトでも、乳糖が入っている

ダイエット中のポイント

- 乳糖は体脂肪になりやすい
- 乳製品はたんぱく質が摂れるがカテゴリー2からでも十分摂れる
- 余計なカロリー摂取になるのでカット
- 乳製品で便秘対策をしている場合は、そもそもの食生活を見直す必要がある（食物繊維の種類や摂取、水分摂取量、運動、睡眠、ストレス、食事量やバランスなど）

カテゴリー5

多脂性食品（脂質）

脂質は体脂肪に一番近い存在！
ダイエット中は体脂肪を減らすことが
一番の目的なので、控えるべきカテゴリー。

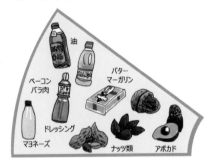

Q ダイエット中でも、
良質な脂質はいいのでは？

A 一般的に身体に良いといわれているオリーブオイルやアマニ油、エゴマ油ですが、脂質に変わりはないです。ダイエット中は控えましょう。

Q アボカドは美容に良いと聞きましたが、
本当でしょうか。

A 美容に良いという目的が優先なのか？　体脂肪を減らすという目的が優先なのか？　それを考えれば、ダイエット中はあえて選択する必要はないでしょう。3食バランスの良い食事と睡眠が、美容のためには何よりも重要です。

Q 揚げ物が出てきてしまった場合は、どうすればいい？

A ダイエット中の揚げ物はタブーです。「食べれば太る！」という気持ちでいましょう。せめて衣をはがしたり、食べる量を減らして、脂質摂取量を抑える努力をするのがいいですね。

Q アーモンドやナッツを間食にするのはダメですか？

A ダイエット中にカテゴリー5の脂質主成分の食品を食べることは、ダイエットのゴールが遅くなるという認識をしましょう。ビタミン類は、カテゴリー2や3からも摂取できます。

特徴

- 脂質はどんなものでも1g＝9kcalと、高カロリー！
- 脂質30g以上の食事は高脂肪食になる
- 外食時はほぼ確実に含まれてきてしまう
- カテゴリー2に脂質は含まれているので、あえて摂取する必要はない

ダイエット中のポイント

- 脂でできている体脂肪を減らしたいのに、主成分が脂質のものを摂取したくない
- 摂取してしまった場合は燃焼させる
- 1kgの体脂肪を燃焼させるには、7200kcalが必要。7200kcalを消費するには、体重50kgの人の場合、フルマラソン約3.5周を走らないと消費できない
- 調味料やドレッシングの使い方は注意が必要

カテゴリー6

嗜好食品（果糖含有）

同じ糖質でも、果糖は体脂肪の増え方が
違うので、控えるべきカテゴリー。

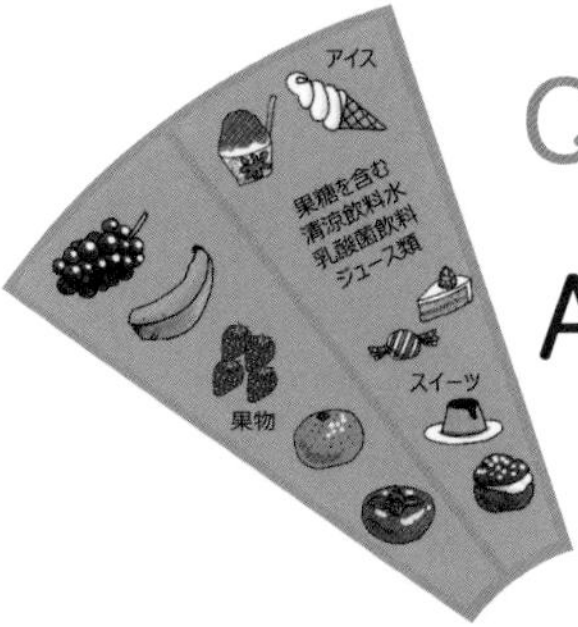
アイス
果糖を含む
清涼飲料水
乳酸菌飲料
ジュース類
スイーツ
果物

Q 果物はカロリーが低くてビタミンも豊富なので、食べても大丈夫？

A ダイエット中にカテゴリー5の脂質主成分の食品を食べることは、ダイエットのゴールが遅くなるという認識をしましょう。ビタミン類は、カテゴリー2や3からも摂取できます。

特徴

- 運動時以外は、体脂肪になりやすい
- ブドウ糖より果糖の方が、3倍のスピードで内臓脂肪になる
- 肝臓で代謝されるので、内臓脂肪となってぽっこりお腹の原因

ダイエット中のポイント

- ダイエット中であれば控えるべきカテゴリー
- ダイエット向けのお菓子などは低カロリー表示だが、主成分の落とし穴がある（ブドウ糖果糖液糖が入っていないか？）
- 摂取した時点で、ダイエットのゴールは遠くなる
- 低カロリー＝やせるではない
- 果糖が含まれる食品はカテゴリー6として扱う

カテゴリー 7

アルコール

摂取直後から、体内での作用を感じやすい！
健康面においてもメリットはないので、
控えるべきカテゴリー。

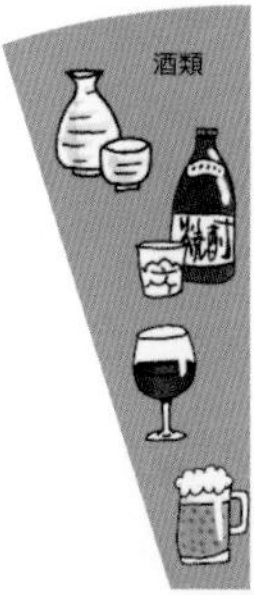

Q 毎晩お酒を飲んでいて、やめられません。ダイエットできますか？

A 毎日ちびちび飲むのであれば、週末にドカン！と飲んだほうがまだマシです。どうしてもお酒がやめられないのであれば、3食の食事内容の徹底した管理や運動量を増やす方法がありますが、かなりキツい内容で結果が出るまでには時間がかかると思います。

特徴

- アルコールのカロリーを優先して燃焼するので、脂肪燃焼をストップしてしまう
- 食事摂取での体脂肪合成を高める
- 糖放出もストップしてしまうので、糖質は代謝できず体脂肪として蓄えてしまう
- 筋肉分解が進みやすくなり、筋肉量の低下（基礎代謝が落ちる）

ダイエット中のポイント

- ダイエット中であれば、控えるべきカテゴリー
- どうしても飲む場合は、アルコール度数を低くする
- おつまみはカテゴリー3の食品から選択
- 飲んだ時点で、ダイエットのゴールは遠くなる

ダイエット中のカテゴリー別食事バランスの摂り方

1食の目安

カテゴリー1

主食（ごはん、パン、麺類など）

→ ブドウ糖：
女性：約40g
男性：約60g

カテゴリー2

主菜（大豆製品、魚介類、肉類など）

→ たんぱく質：
女性：約17g以上
男性：約20g以上
を目標に

栄養バランスの良い食事を摂ることが、きれいにやせるための大切なポイントです。カテゴリー1～3を中心に、1日3食、必ず食べるようにしましょう。

カテゴリー3

副菜（野菜類、海藻類、きのこ類など） → とにかくたっぷり!!

カテゴリー4～7 → ダイエット中であれば、カットが大前提!!
（摂取すればダイエットのゴールは遠くなるという認識をもちましょう）

失敗しない食品選択のコツ

- カテゴリー1は1品
- カテゴリー2は手の平2枚分あれば大体足りる
- カテゴリー3はベジタブルファースト
- 脂質は1食15g以下
- 間食はカテゴリー3か、0kcalのものであればOK！
- 揚げ物はタブー

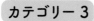

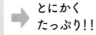

カテゴリー1

無駄な脂質がなく、計算しやすいお米が、ダイエット中は間違いもなく安心です。

ブドウ糖が約40g分含まれる食品の目安量です。

（男性は1.5倍の量を食べましょう）

米類

- 白米（炊いたもの）……約100g
- 玄米（炊いたもの）……約100g
- もち米（炊いたもの）……約80g
- 切りもち……2個（約70g）

いも類、野菜類、穀類

- じゃがいも（生）……中2個（約210g）
- さつまいも（生）……中1/2本（約120g）
- さといも（生）……中6個（約280g）
- 西洋かぼちゃ（生）…煮物サイズ6個（約180g）
- れんこん（生）……2節（約240g）
- とうもろこし（ゆで）……1/2本（約160g）

パン類、麺類

- 食パン……6枚切り1枚（約60g）
- ベーグル……2/3個（約60g）
- そば（ゆで）……2/3玉（約120g）
- うどん（ゆで）……2/3玉（約150g）
- 中華麺（ゆで）……1/2玉（約110g）
- パスタ（ゆで）……2/5人分（約100g）

加工品、その他

- 甘栗……10～15個（約70g）
- 干しいも……手の平2枚分（約60g）
- オートミール（乾燥）……大さじ6杯（約40g）
- 春雨（乾燥）……2人分弱（約40g）
- 片栗粉……大さじ4杯強（約50g）

カテゴリー2

たんぱく質・脂質の量を意識しましょう。
ダイエット中はカテゴリー2のＡＢＣを選択すると安心。
（）内は、たんぱく質の目安量です。

カテゴリー 2-A

- 木綿豆腐……1丁（約21.9g）
- 絹豆腐……1丁（約14.2g）
- えだ豆……30さや（約6.9g）
- 納豆……1パック（約6.6g）
- 無調整豆乳……200mℓ（約8.3g）

カテゴリー 2-B

- しばえび……11尾（約17.8g）
- するめいか（ワタなし）……1杯（約17g）
- まだこ
  ……寿司ネタサイズ10枚（約17.2g）
- ほたて貝……小6個（約14.9g）
- たらこ……1腹（約13.2g）
- いくら……大さじ2杯（約9.8g）

カテゴリー 2-C

- まだら……切り身1切れ（約18.5g）
- 黒まぐろ（赤身）……寿司ネタサイズ4枚（約17.2g）
- 紅ざけ……切り身1切れ（約27g）
- ししゃも……2尾（約7g）
- ツナ水煮缶……1缶（約29.2g）
- ほっけ……大きい切り身1切れ（約24g）

カテゴリー 2-D

- 鶏ささみ肉……小2本（約17.3g）
- 鶏むね肉（皮なし）……70g（約16.3g）
- 砂肝……5個（約15.6g）
- 鶏レバー……焼き鳥2本分（約13.2g）
- 鶏ひき肉（卵サイズの鶏だんご）……1個（約7.9g）
- 全卵……1個（約6.8g）

カテゴリー 2-E

※以下、すべて赤身の脂身なし

- 牛ランプ肉……65g（約14g）
- 牛もも肉……60g（約13.1g）
- 牛ヒレ肉……60g（約12.3g）
- 豚かた肉……65g（約13.6g）
- 豚ヒレ肉……60g（約13.3g）
- 豚ロース肉……55g（約12.5g）

カテゴリー3

「お腹が空いてしまう」「量が少ない」という場合は、カテゴリー3を使ったメニューから、たっぷり追加をしてカサ増しすれば、満腹感が得られます。

野菜類

- 野菜サラダ
- 温野菜
- 野菜スープ
- 野菜炒め

海藻類

- わかめサラダ
- ひじきの煮物
- もずく酢
- めかぶ酢
- ところてん

コンビニで手軽に
入手できるものをチェック！

きのこ類

●きのこのお味噌汁　●きのこのサラダ
●きのこ鍋　●きのこの炒め物

その他

●野菜ジュース　●トマトジュース
●こんにゃくの煮物　●たけのこの煮物　●お味噌汁

※調理油はなるべく不使用にする
※ドレッシングはノンオイルを使用する
※油が含まれていない調味料は使用OK

● おしゃぶり昆布
● 寒天ゼリー（0kcal）
● ところ天
● 味付めかぶ
● もずく酢
● ふえるわかめ
● 野菜ジュース
● トマトジュース
● 千切りキャベツ
● インスタントのお味噌汁

↓やせるメニューの具体例

やせるメニューを考えるときは、食事バランスが取れていることが重要です。カテゴリー1、2、3が揃えられれば、5大栄養素が摂取できるため、自然とバランスの良いメニューになります。

さらに、メニューを考えるときは、次の5つを基本にするとバランスの良い食事になります。

1　主食＝お米（白米や玄米がおすすめ）
2　主菜＝大豆製品、魚介類、卵、肉類など
3　副菜＝野菜類、海藻類、きのこ類など
4　副々菜＝漬物など（できればでOK）
5　汁物＝お味噌汁、スープなど

主食のブドウ糖だけは、何が何でも3食必ず食べてください。調理方法にも注意して、調理油を使わないように工夫しましょう。

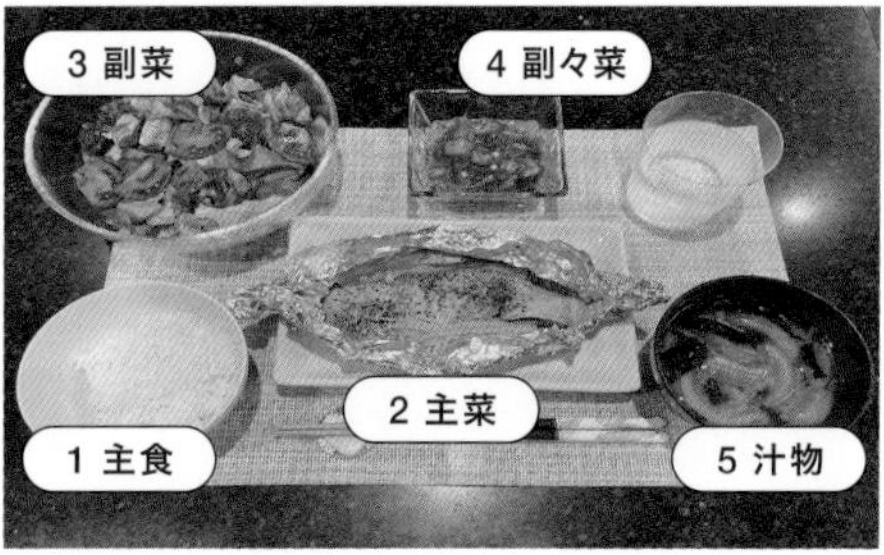

《朝》のやせるメニュー例

menu1

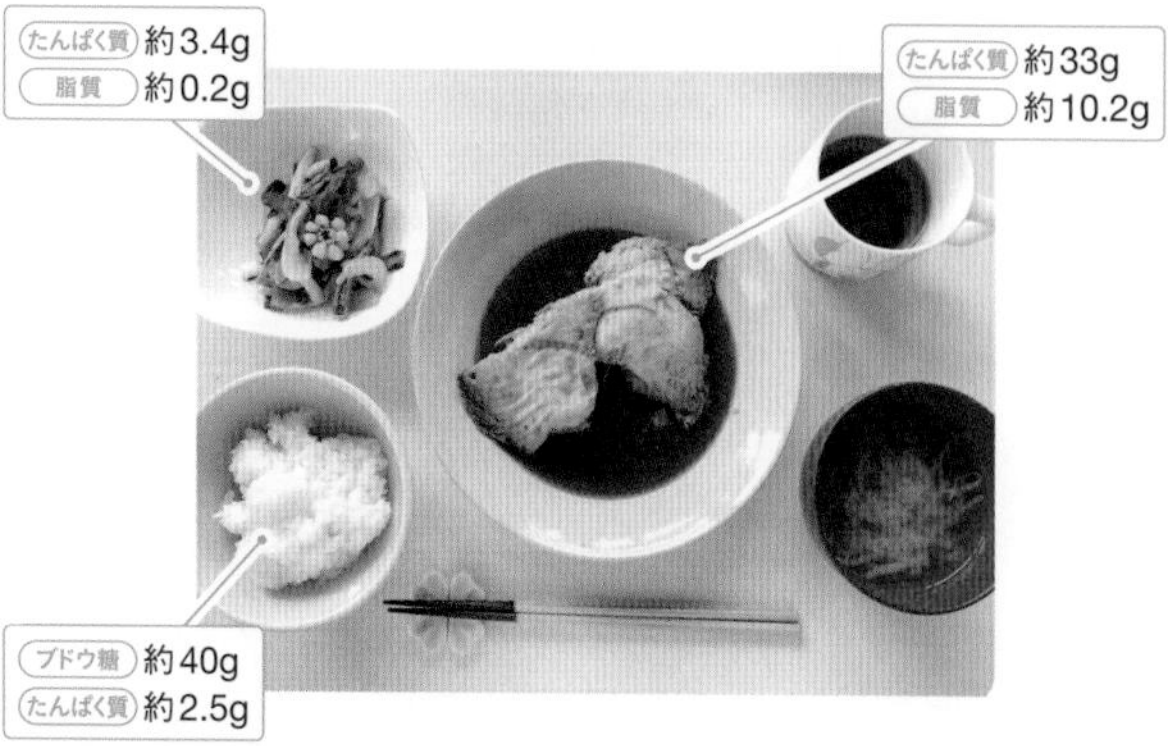
たんぱく質 約3.4g
脂質 約0.2g
たんぱく質 約33g
脂質 約10.2g
ブドウ糖 約40g
たんぱく質 約2.5g

カテゴリー1
・ごはん（100g）

カテゴリー2
・子持ちかれいの煮つけ
・いかげその野菜炒め

カテゴリー3
・いかげその野菜炒め（小松菜、玉ねぎ）
・お味噌汁（もやし）

menu2

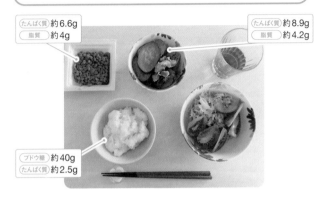

カテゴリー1

・ごはん（100g）

カテゴリー2

・豚肩肉とズッキーニのしょうが炒め
・納豆

カテゴリー3

・豚肩肉とズッキーニのしょうが炒め
（ズッキーニ）
・せん切りキャベツとトマトのサラダ

menu3

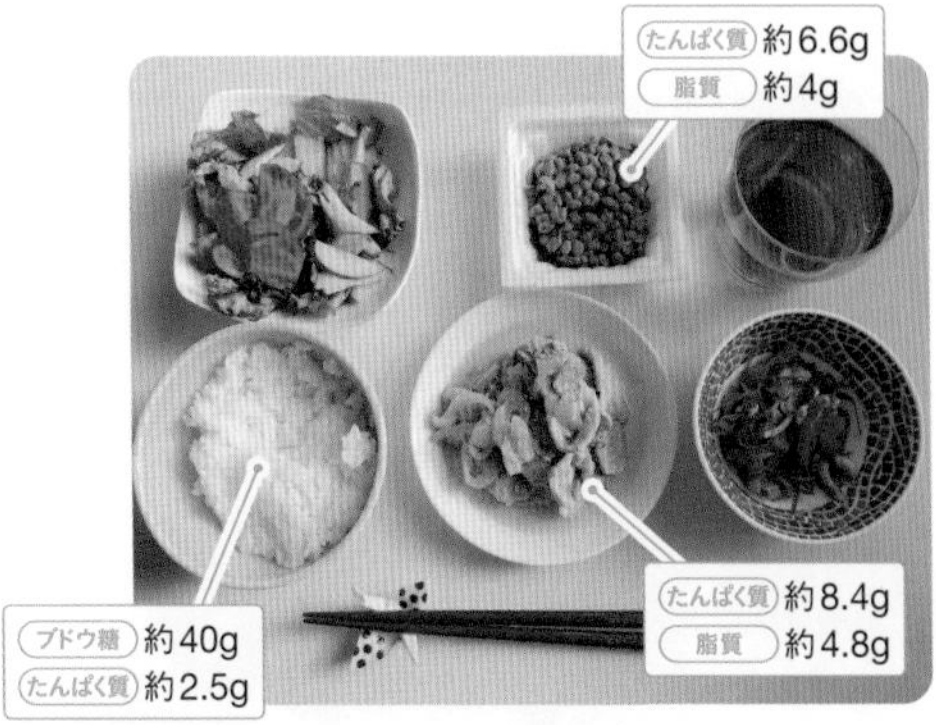
たんぱく質 約6.6g
脂質 約4g
たんぱく質 約8.4g
脂質 約4.8g
ブドウ糖 約40g
たんぱく質 約2.5g

カテゴリー1
・ごはん（100g）

カテゴリー2
・豚ロースのしょうが焼き風
・切り昆布煮（油揚げ）
・納豆

カテゴリー3
・サニーレタス、トマト、きゅうりのサラダ（ノンオイルドレッシング）
・切り昆布煮（こんにゃく、油揚げ、にんじん）

《昼》のやせるメニュー例

menu1

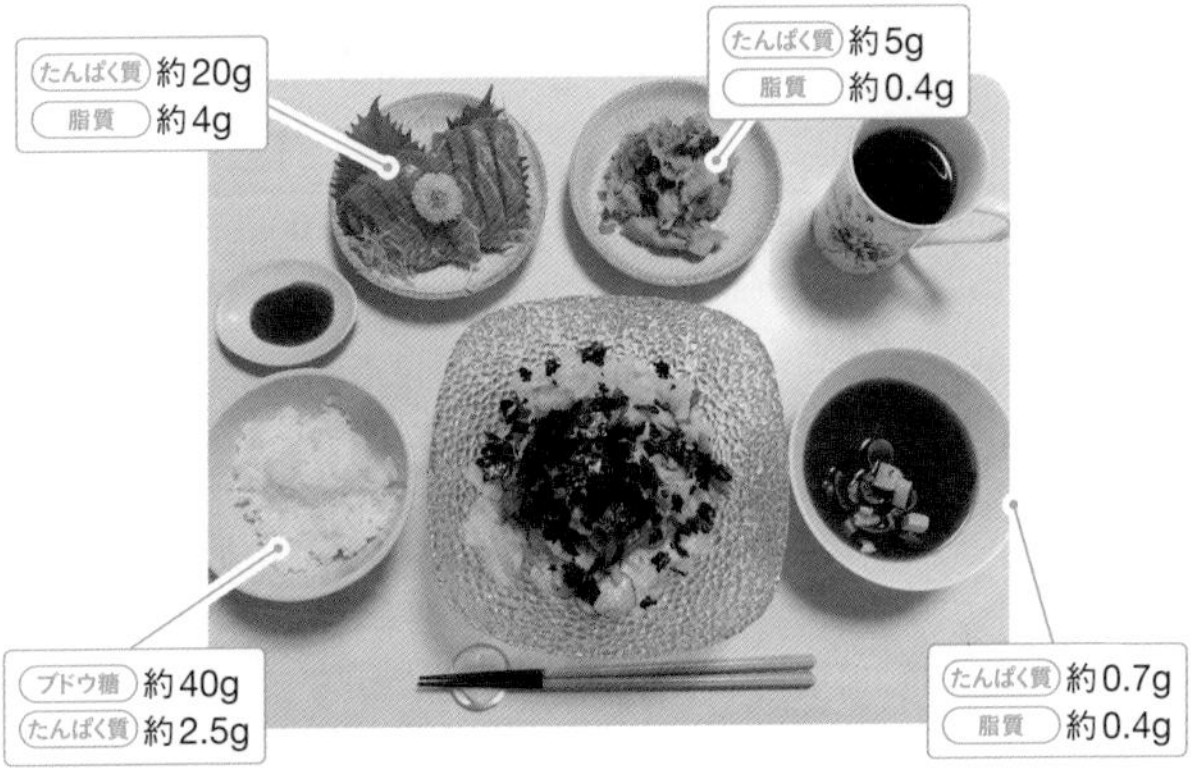
たんぱく質 約20g
脂質 約4g
たんぱく質 約5g
脂質 約0.4g
ブドウ糖 約40g
たんぱく質 約2.5g
たんぱく質 約0.7g
脂質 約0.4g

カテゴリー1

・ごはん（100g）

カテゴリー2

・サーモンの刺身
・皮なし鶏むね肉の味噌炒め
・お味噌汁（しじみ、豆腐）

カテゴリー3

・皮なし鶏むね肉の味噌炒め
（せん切りカット野菜）
・サラダ
（サニーレタス、トマト、きゅうり、のり）

menu2

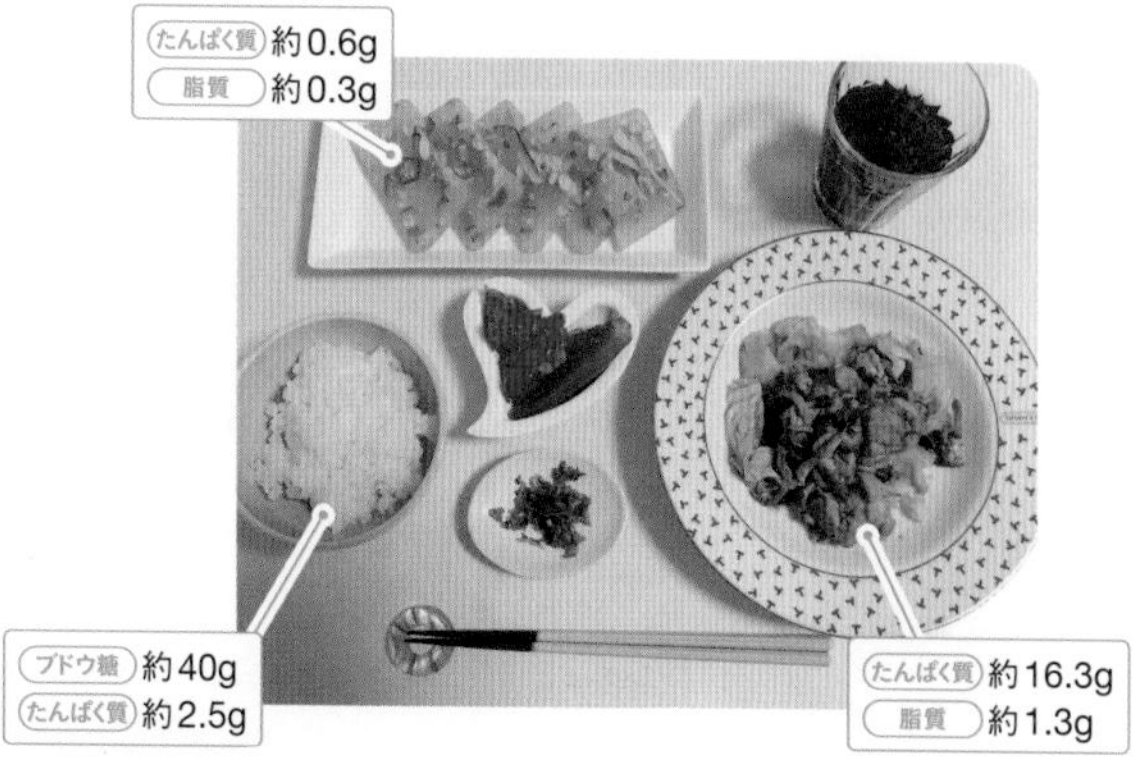
たんぱく質 約0.6g
脂質 約0.3g
ブドウ糖 約40g
たんぱく質 約2.5g
たんぱく質 約16.3g
脂質 約1.3g

カテゴリー1

・ごはん（100g）

カテゴリー2

・皮なし鶏むね肉のカレー粉炒め
・寒天寄せ（枝豆、かにかまぼこ）

カテゴリー3

・寒天寄せ（オクラ）
・皮なし鶏むね肉のカレー粉炒め（キャベツ、ぶなしめじ）
・トマトとゆでおくら
・三つ葉

menu3

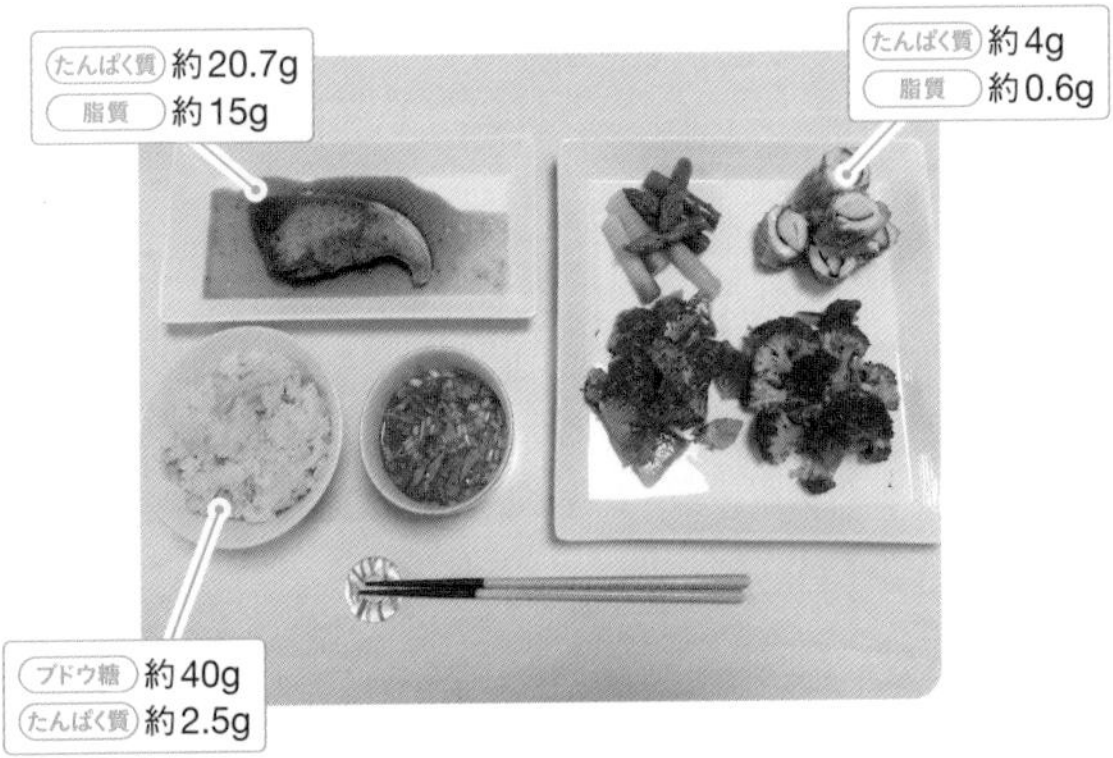

カテゴリー1

・たけのこごはん（100g）

カテゴリー2

・ぶりの煮つけ
・ちくきゅう（ちくわ）

カテゴリー3

・ゆでアスパラ
・トマトのバジルサラダ
・ゆでブロッコリー
・ちくきゅう（きゅうり）
・お味噌汁（三つ葉）

《夜》のやせるメニュー例

menu1

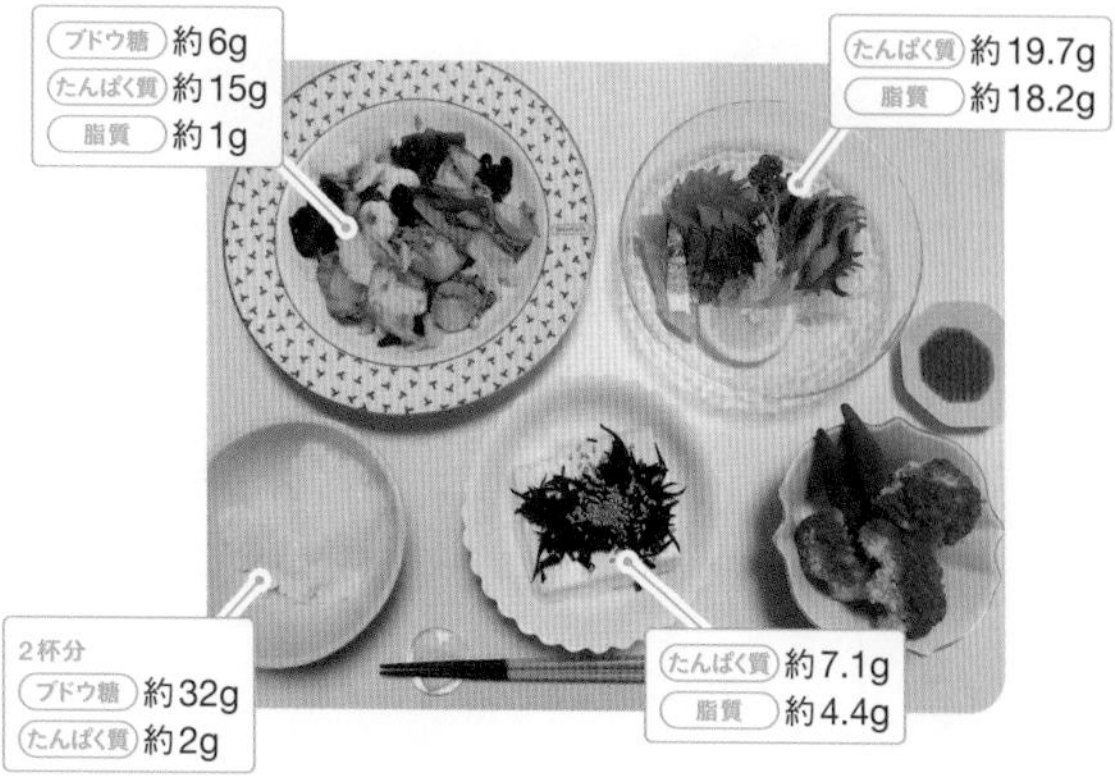

ブドウ糖 約6g
たんぱく質 約15g
脂質 約1g
たんぱく質 約19.7g
脂質 約18.2g
2杯分
ブドウ糖 約32g
たんぱく質 約2g
たんぱく質 約7.1g
脂質 約4.4g

カテゴリー1

・ごはん（80g）で作るおかゆ
・いんげん豆

カテゴリー2

・海鮮ときくらげの野菜炒め
（ほたて、えび）
・はまちの刺身　・豆腐

カテゴリー3

・海鮮ときくらげの野菜炒め
（白菜、きくらげ）
・ひじき・ゆでオクラ・ゆでブロッコリー

menu2

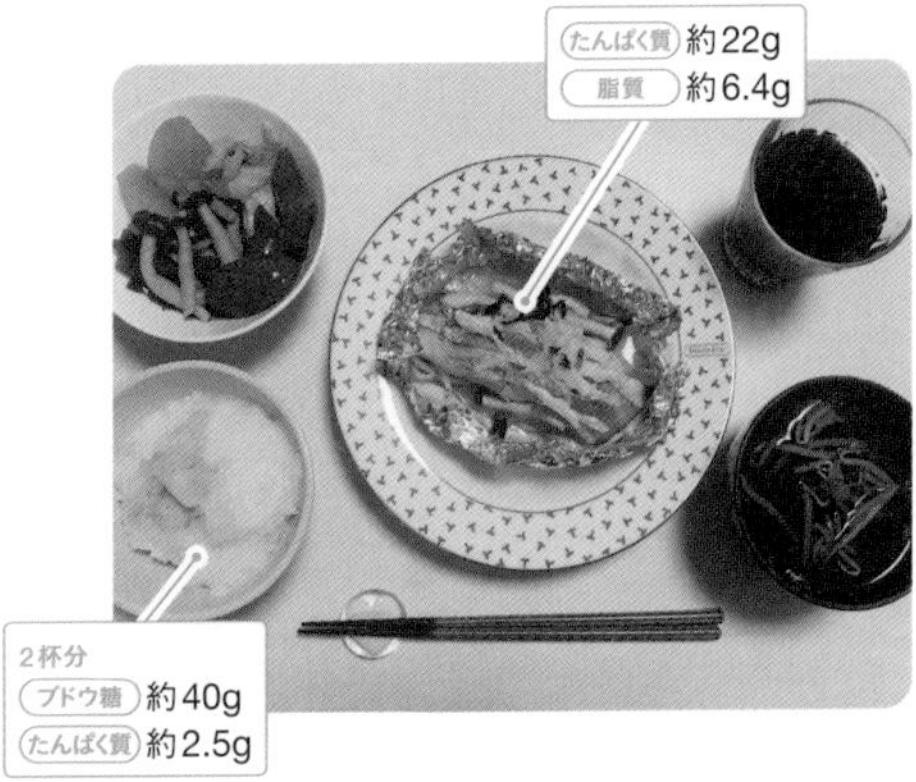
たんぱく質 約22g
脂質 約6.4g
2杯分
ブドウ糖 約40g
たんぱく質 約2.5g

カテゴリー1

・ごはん（100g）で作るおかゆ

カテゴリー2

・金目鯛のホイル焼き

カテゴリー3

・金目鯛のホイル焼き
（ぶなしめじ、玉ねぎ）
・煮物（大根、ぶなしめじ、白菜、
パプリカ、昆布）
・お味噌汁（もやし）
・白菜の漬物

menu3

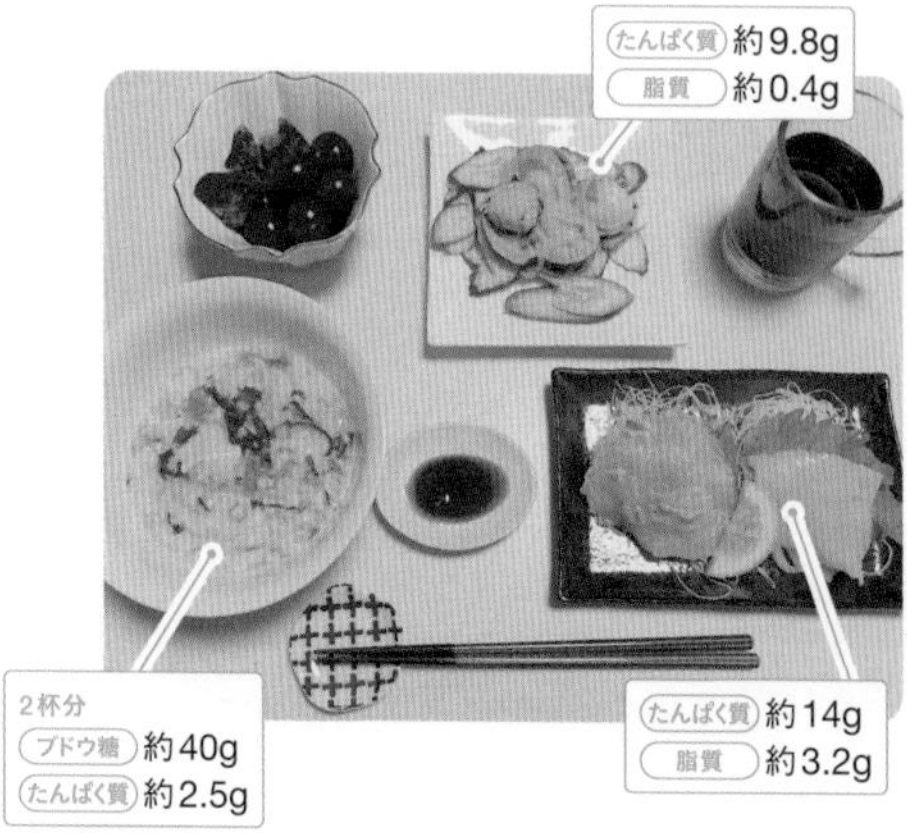
たんぱく質 約9.8g
脂質 約0.4g
2杯分
ブドウ糖 約40g
たんぱく質 約2.5g
たんぱく質 約14g
脂質 約3.2g

カテゴリー1
・ごはん（100g）で作るおじや

カテゴリー2
・おじやの卵
・鯛といかの刺身
・ボイルほたて

カテゴリー3
・おじや（しいたけ、小松菜、にんじん）
・トマトサラダ
・きゅうり

飲み会や食事会で飲酒をしたり、果糖や乳製品・高脂肪食になれば、ダイエットのゴールは遅くなることを、前提として認識しておきましょう。

1 食物繊維を摂っておく

食物繊維（野菜類、きのこ類、海藻類など）を摂取しておくことで胃排泄遅延をします。そして、ある程度お腹を満たしてから食べれば、食べ過ぎ防止や、血糖値を緩やかに上昇できます。

さらに、食物繊維は吸収してしまう脂質の最大20％を排泄してくれるので、特に脂っこいものを食べる前には意識したいところです。

食べる環境が確保できれば寒天ゼリー、キャベツの千切り、わかめのお味噌汁など。外出先でささっと食べる場合はおしゃぶり昆布、もずく酢、味付めかぶ、野菜スティックなどがおすすめです。

2 トマトを食べておく

トマトに含まれるリコピンには肝臓を保護してくれる作用があります。肝臓の脂肪蓄積も抑制してくれるので、お酒を飲むときは生のトマトも食べることがおすすめです。

ただ、注意点があり、リコピンが肝臓の保護をするのですが、サプリメントのリコピンで摂取をしてしまうと、トマトからリコピンを摂取するのと代謝が違ってしまうので、お酒を飲むときにサプリメントのリコピンではかえって悪化させてしまいます。必ず、トマトからリコピンを摂取するようにしてください！

そうはいっても、会食やお祝い、行事イベントなどで、避けられない場合もあるかと思います。そんな中でもできることとして、私が意識しているのは、次の４つです。

3 利尿作用のある飲み物を飲んでおく

飲酒をすると、肝臓では高エネルギーのものがやってきたと判断します。エネルギーが足りていると勘違いするので、肝グリコーゲンの放出は減ってしまい、低血糖状態に。エネルギー不足から空腹感を感じ、食欲が増したり、糖新生も活性化され、筋肉が落ちていく原因になります（この場合の糖新生は、肝臓で糖になれないため、ただ筋肉が細くなるだけです）。

早くアルコールを分解して排泄させることが良いので、利尿作用を促すためにカフェインが含まれるコーヒーや紅茶、緑茶（玉露）などを飲んでおくことがおすすめです（もちろん、飲酒中にチェイサーとして飲むことも効果的といえます）。

4 筋肉量を増やしておく!?

これは直前にできることではないですが（笑）。筋肉量が多い方はお酒を飲んでも太りにくい場合が多いです。これはアルコールがアセトアルデヒドになると、筋肉でも分解できるからです。

筋肉量が多ければ早く分解できるので、肝臓の脂質代謝や糖代謝の停止状態から早く復活できるということです。「お酒が大好き‼」という方は、筋肉量を増やすこともひとつの手段として考えられます。

ダイエット中のお酒の選び方

お酒は早く分解して排泄させたいので、糖質よりアルコール度数に注意します。糖質を気にすることも大切ですが、優先順位は、次の2つです。

1　アルコール度数の低いもの

2　糖質量や質

アルコール分解は、処理能力や筋肉量によって個人差もありますが、目安の時間は計算式（左ページ参照）で出すことができます。例題にしたビールはアルコール度数が低いですが、これが度数の高いお酒と考えると怖いです。

アルコール分解中は、肝臓での脂質代謝や糖代謝が停止してしまうので、このタイミングでそれらを含む食品を食べれば、吸収だけして代謝ができず貯蔵にまわってしまいます。アルコール分解にかかる時間が長ければ、身体にとって脂質や糖質の代謝の停止も長くなってしまうということです。アルコールはダイエット中は飲まないに越したことはないですが、飲む場合は糖質量よりアルコール度数が低いものを選び、水や無糖の炭酸水で割ってアルコール度数を低くすることを意識しましょう。

アルコール分解にかかる時間の計算式（目安）

［（飲酒量ml×アルコール％÷100）×0.8］÷［体重kg×0.1］

㊙例

350mlの缶ビール（アルコール5％）を、
体重50kgの人が飲むと、
［（350×5÷100）×0.8］÷（50×0.1）=2.8
350mlの缶ビール1本で
約2.8時間の代謝が止まるという計算になります。

飲むならこのお酒！　おすすめランキング

「これを飲めば太らない」というわけではなく、お酒を飲んだ時点で、
ダイエットは一旦止まることを忘れないようにしましょう。
あくまで、どうしても飲まないといけない場合という意味の順位です。

1位　**焼酎の水割り（お茶割りもOK）や、ウイスキーの水割り（ソーダ割りのハイボールもOK）**
2位　**ビール**
3位　**赤ワイン**
4位　**白ワイン、スパークリングワイン、シャンパン**
5位　**チューハイ、カクテル、果実酒**
6位　**日本酒**
7位　**紹興酒**
圏外　**ショット系など、アルコール度数が高いお酒**

column❸

「朝食カット」が太る理由

朝起きたときの肝グリコーゲン残量は、前日の夜ごはんでブドウ糖から貯蔵されたのが最後のため、少なくなっていると予想できます。睡眠時と活動時で、肝グリコーゲンの放出スピードは変わるものの、夜食べて寝るまでの時間や睡眠時間を考えると、平均的に10時間前後は空くことに。

睡眠時でもエネルギー放出は少しずつされているので、朝には肝グリコーゲン量は枯渇気味。そのまま朝ごはんを食べずに活動をはじめてしまうと、筋肉分解が活性化され、筋肉量の減少の原因や、次の食事で必要以上に溜め込もうと脂肪合成を高めてしまう原因になってしまいます。朝ごはんを食べないということは、自ら太りやすい状態を作ってしまうこと。絶対に朝ごはんは食べるようにしましょう。

また、何でもいいから食事をすればいいのではなく、ブドウ糖を摂らなければ意味がありません。身体は低血糖状態にならないようにと、膵臓からグルカゴンというホルモンが分泌されます。グルカゴンは筋肉からブドウ糖を作ろうと働きかけるので、血糖値は安定しますが、筋肉分解の活性化を促進してしまうのです。ということは、このグルカゴンを止めなければいけません。

グルカゴンは膵臓から分泌され、インスリンと拮抗します。どちらかが分泌されれば片方は止まっているので、朝はインスリン分泌する食品の摂取が大前提。

肝グリコーゲンをローディングさせるためにも、インスリン分泌をさせるためにも、朝ごはんは必ずブドウ糖を含むメニューにしましょう。「朝はギリギリまで寝ていたい」「食欲がない」という場合は、甘栗や干しいも、米麹の甘酒などでもいいので、まずは朝、食べる習慣をつけることから！

PART4

やせる食事を作るコツ

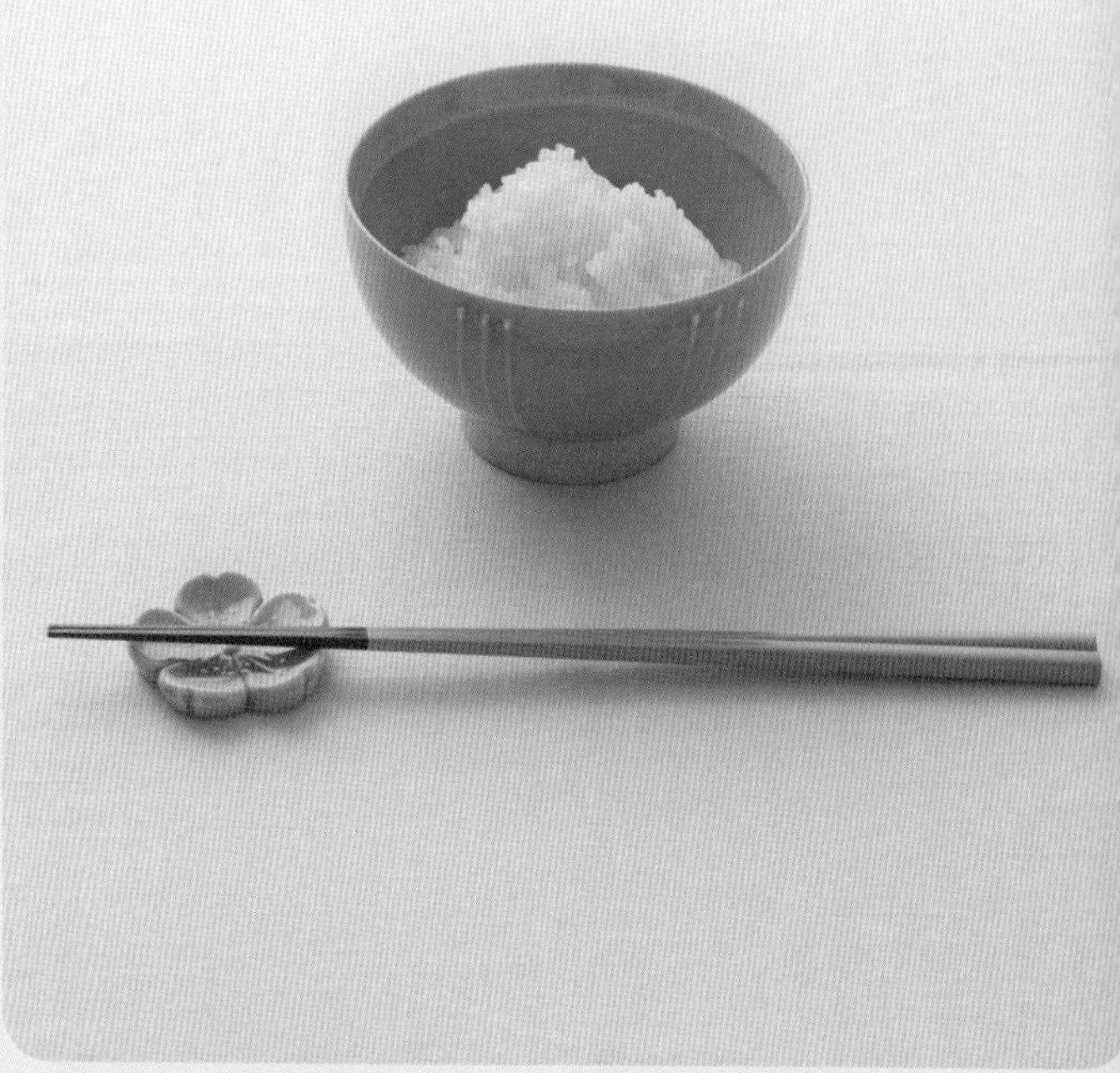

⇩1食分のごはんの適量はどのくらい？

ダイエット中の食事は、ブドウ糖摂取の仕方を意識することで、体脂肪燃焼につながります。食事量やタイミングは、次の3つを意識して管理しましょう。

1　朝・昼・夜のブドウ糖摂取で、肝グリコーゲンを枯渇させない
2　食事は1日3回で、肝グリコーゲン残量60〜30パーセントの時間を作る
3　時間間隔は、約6時間ごとを意識する

これらを習慣化することが、ダイエット成功の鍵です。ブドウ糖はごはん以外からも摂取することができるので、好みや環境に合わせて食品を選択することも可能です。しかし、ダイエット中であればごはんの選択がおすすめ。パンや麺類では、ブドウ糖以外の栄養素として脂質ももれなく含まれ、脂質量も意識しなければなりません。食べられる量も少なく、お腹が空きやすいデメリットもあります。

ごはんは、コンビニおむすび1個が約100グラムなので、管理も簡単です。外食時もごはんであれば普段から100グラムのおおよその量の感覚がつかめていれば、大幅なズレもありません。

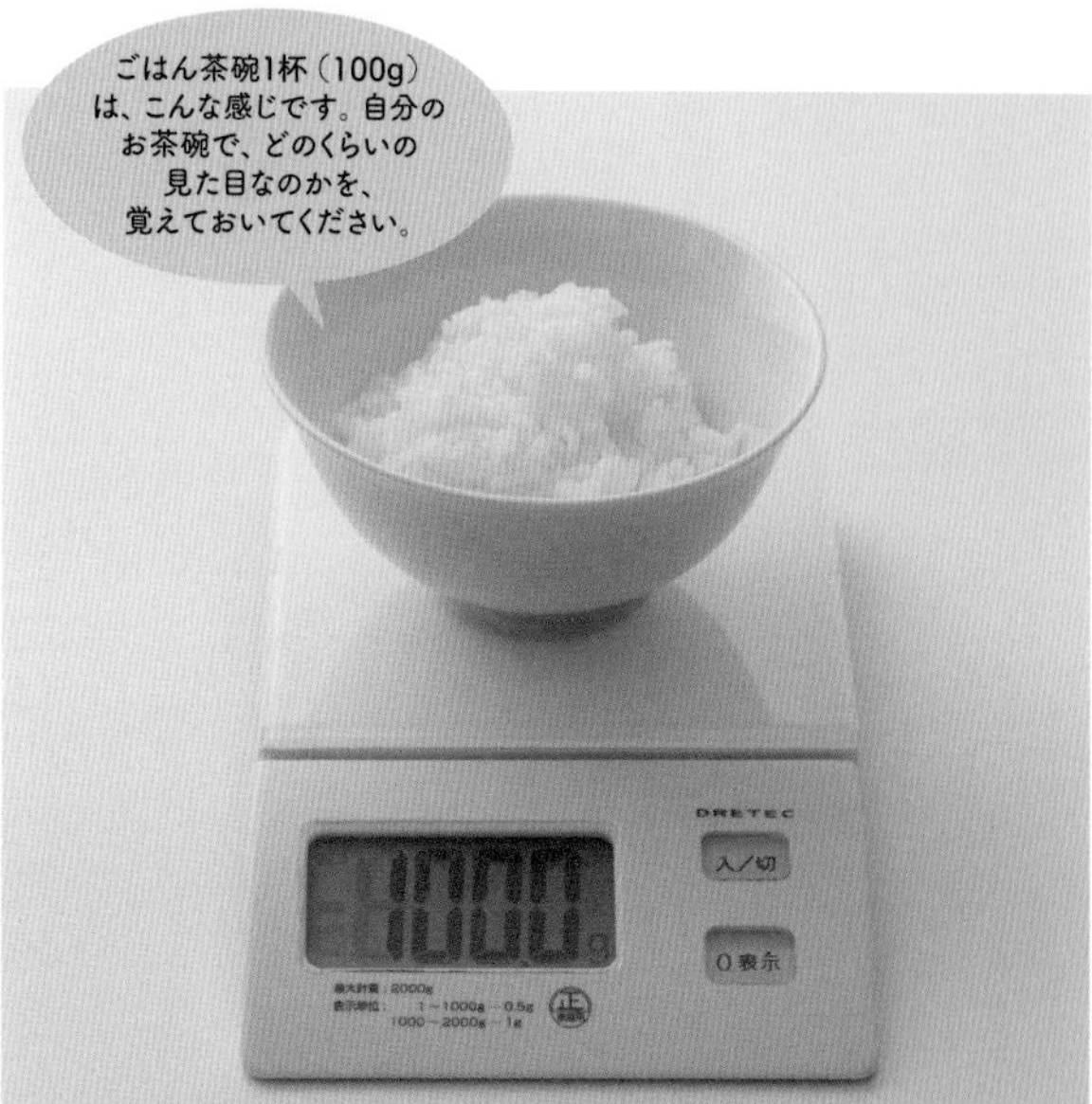
ごはん茶碗1杯（100g）
は、こんな感じです。自分の
お茶碗で、どのくらいの
見た目なのかを、
覚えておいてください。
DRETEC
入/切
0表示

女性の場合は1食に、お茶碗1杯分（100g）が適量です。コンビニおむすび1個分程度。これが毎食食べても、太らない量です。

※精米1合（約150g）は、炊飯すると約350gになります。

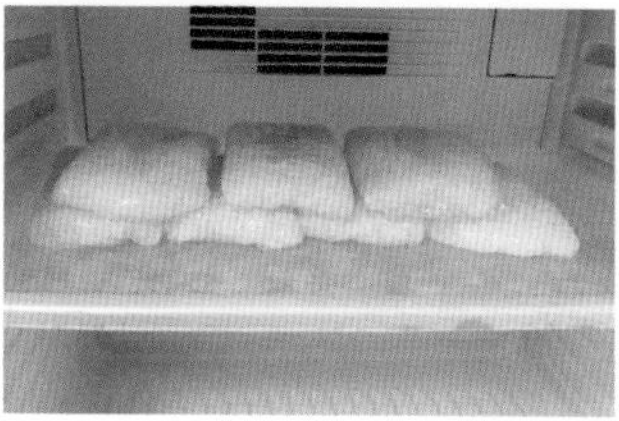

ごはんを炊き忘れたときでも、すぐ食べられるように、ごはんを100gずつに分けて冷凍ストック。

↓「油」を減らすために、調理法を工夫

「オリーブ油やエゴマ油などは、身体に良いので使ってもいいのでは？」と思われがちですが、脂質であることに変わりはありません。ダイエット中は、油はなるべく使わないのが理想です。そのため、調理法としては、「生、蒸す（電子レンジ可）、煮る、焼く（低温調理、ホイル焼き、グリル、オーブントースター）」がおすすめです。

野菜をたくさん食べたいときは、スープや鍋にすると、調理油を使わなくても簡単に料理ができます。

炒めるときに調理油を使わないと焦げてしまう場合は、フッ素樹脂加工のフライパンを使うと調理油をカットできます。卵料理の場合、目玉焼きやスクランブルエッグを調理油なしで作ることもできます。仮にフッ素樹脂加工のフライパンがなくても、クッキングシートを敷いて、目玉焼きを作る工夫もありです。もちろん、調理油を使わない、ポーチドエッグやゆで卵もいいですね。

「脂質は1食15グラム以下に抑えること」が基本ルールです。スプーン1杯の調理油で脂質は約10グラムになってしまうので、ダイエット中は調理法も意識してみましょう。

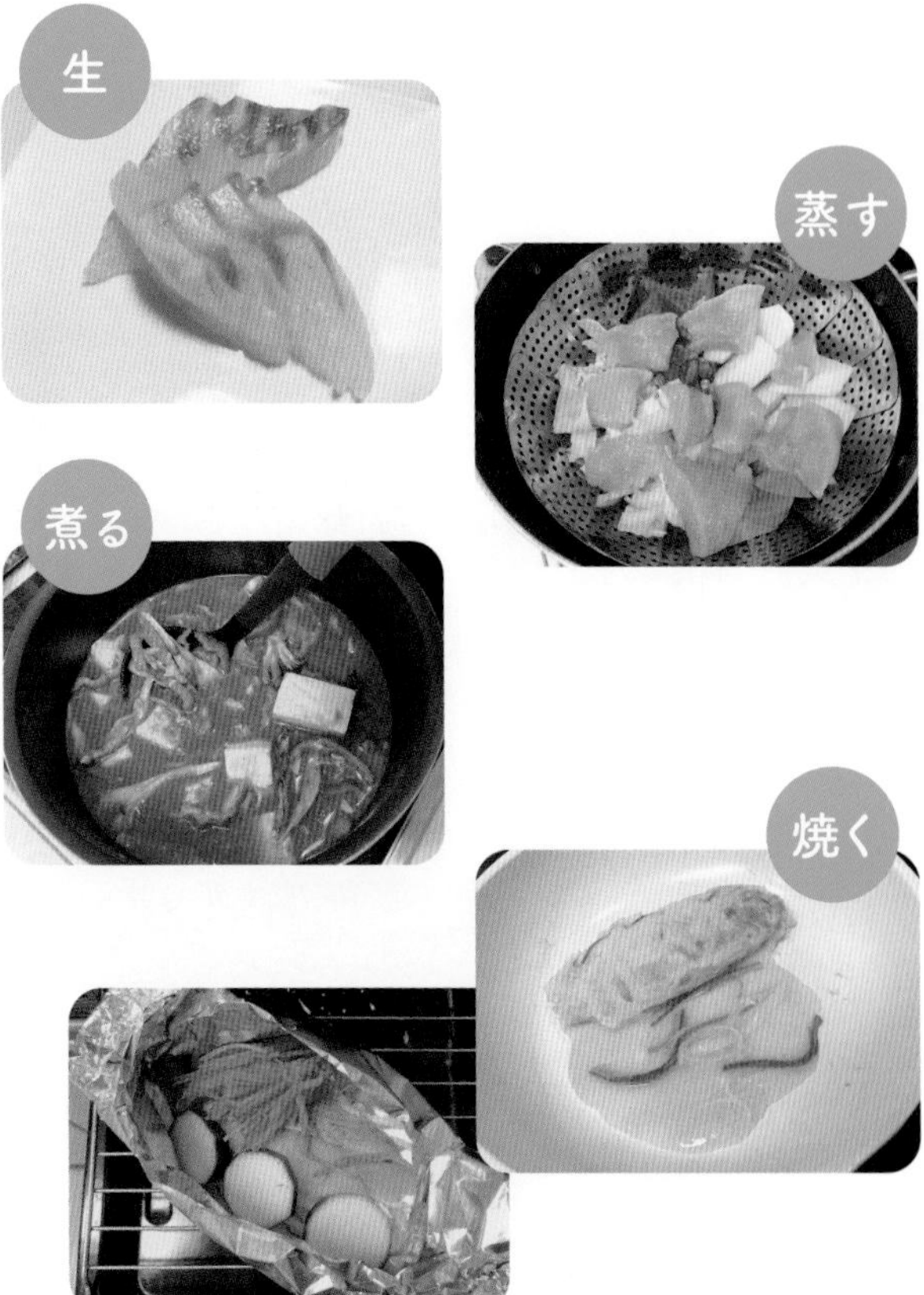
生
蒸す
煮る
焼く

調味料は、風味が良いものを選ぶ

調理をするとき「調理油」を使わない分、調味料は、旨味があったり、風味の豊かなものを使うことでおいしく食事ができます。ときには、赤唐辛子のカプサイシンで、脂肪燃焼をねらいましょう。

調理をするときに使う

生、蒸す、煮る、焼くときに、料理の風味を良くして、減塩にもつながる調味料です。

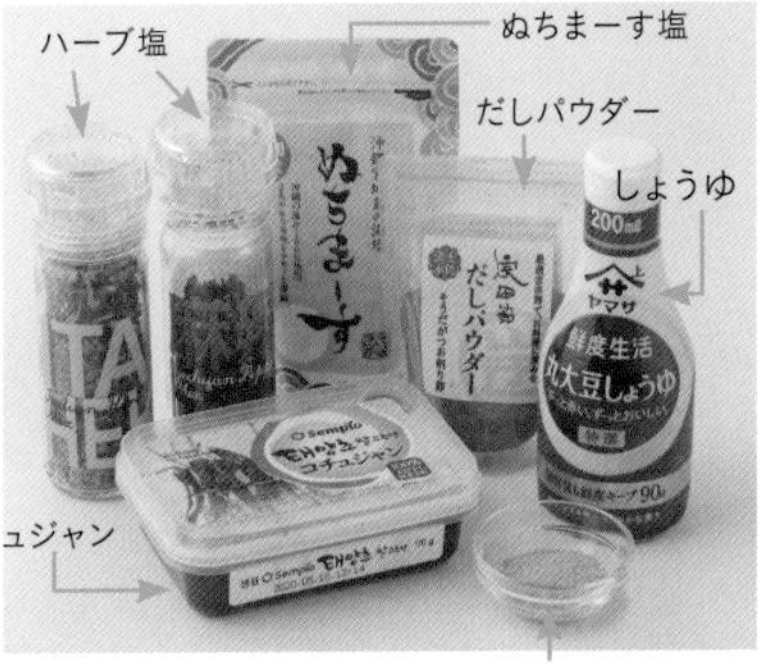

自家製「しょうがパウダー」

しょうがは、鎮痛作用があり、生理時の痛みの緩和にも効果があります。フリーズドライなら、携帯もできて便利。しょうが焼きやお味噌汁に入れたり、コーヒーにほんの少し入れるのもおすすめです。

作り方

1 しょうがを皮つきのまま、スライサーで薄切りにする。
2 ドライフード用のかごに1のしょうがを重ならないように並べ、2～3週間、パリパリになるまで放置する。
3 ブレンダーかミキサーで粉末にする。

調理後にかけるだけ！

カテゴリー3のサラダや海藻類を食べるときに使用する調味料。
味のバリエーションを増やすことで飽きずに食べられます。

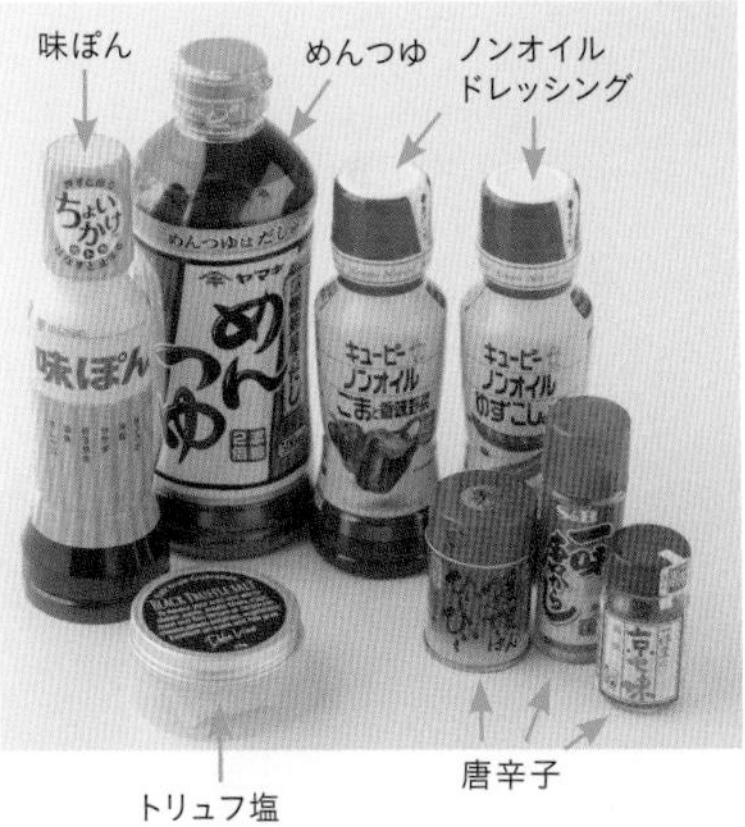

減塩になる「しょうゆスプレー」

100円ショップで見つけた、しょうゆスプレーのボトル。調理のときやお魚を食べるときにボトボトかけ過ぎてしまうのが防止できて、減塩対策になります！

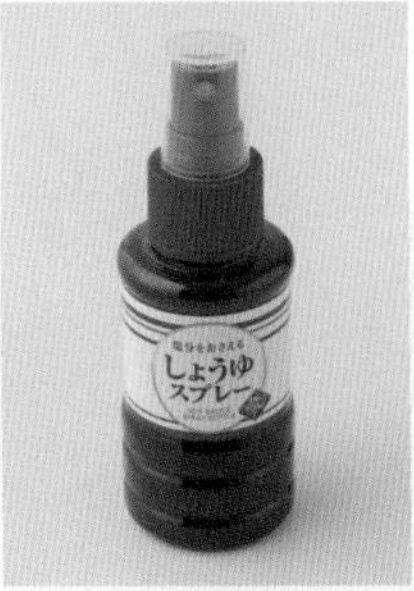

味つけおむすびの作り方

職場や学校などでコンビニ食が多くなる場合は、ごはんだけでも手作りで用意すると、安心かつ節約に。市販のふりかけを使用してもいいですが、簡単に自分で味つけすることもできます。おすすめは、「だしパウダー＋塩こんぶ＋いりごま」です。

ちょうど、１００グラムのごはんが入るおむすびケースを使用すると、量の管理も簡単。おむすびケースにラップを多めに敷き、味つけしたごはんを詰めます。あとはラップでごはんを完全に包み、ふたをするだけです。

夏は持ち運びに少し注意が必要ですが、ハードケースなので、バッグの中に入れても形がきれいなままおいしく食べられます。

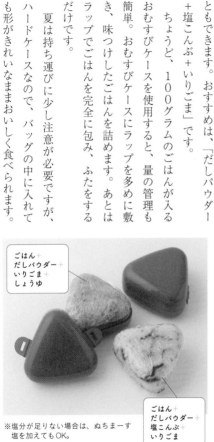

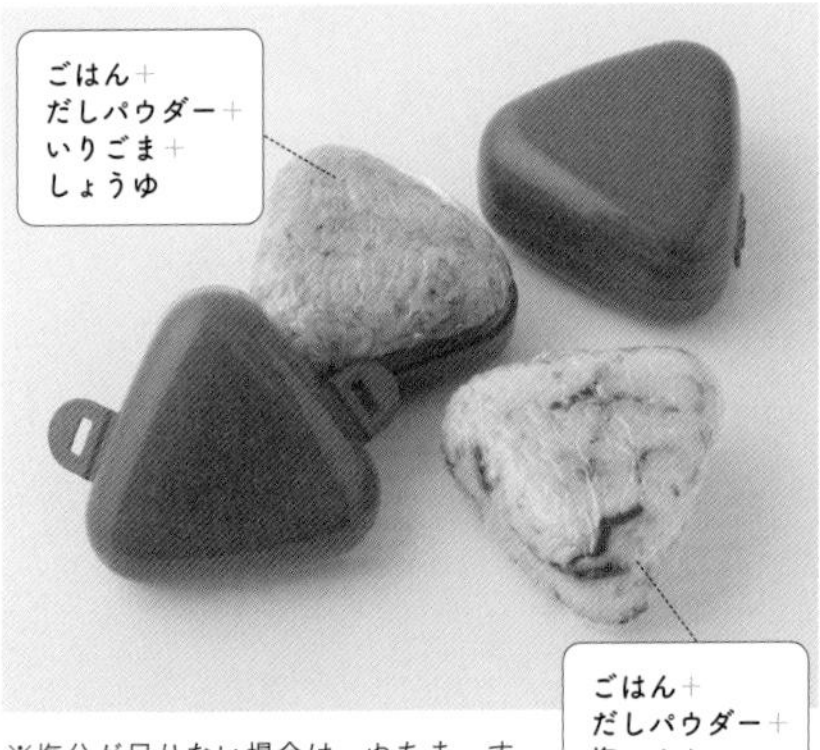

※塩分が足りない場合は、ぬちまーす塩を加えてもOK。

塩昆布

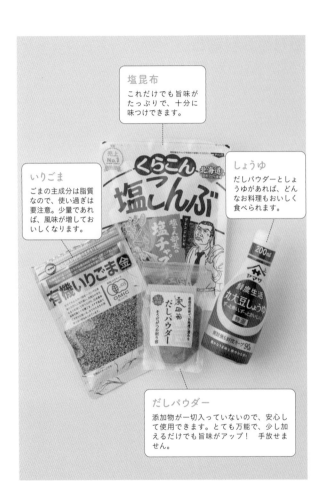

これだけでも旨味がたっぷりで、十分に味つけできます。

いりごま

ごまの主成分は脂質なので、使い過ぎは要注意。少量であれば、風味が増しておいしくなります。

しょうゆ

だしパウダーとしょうゆがあれば、どんなお料理もおいしく食べられます。

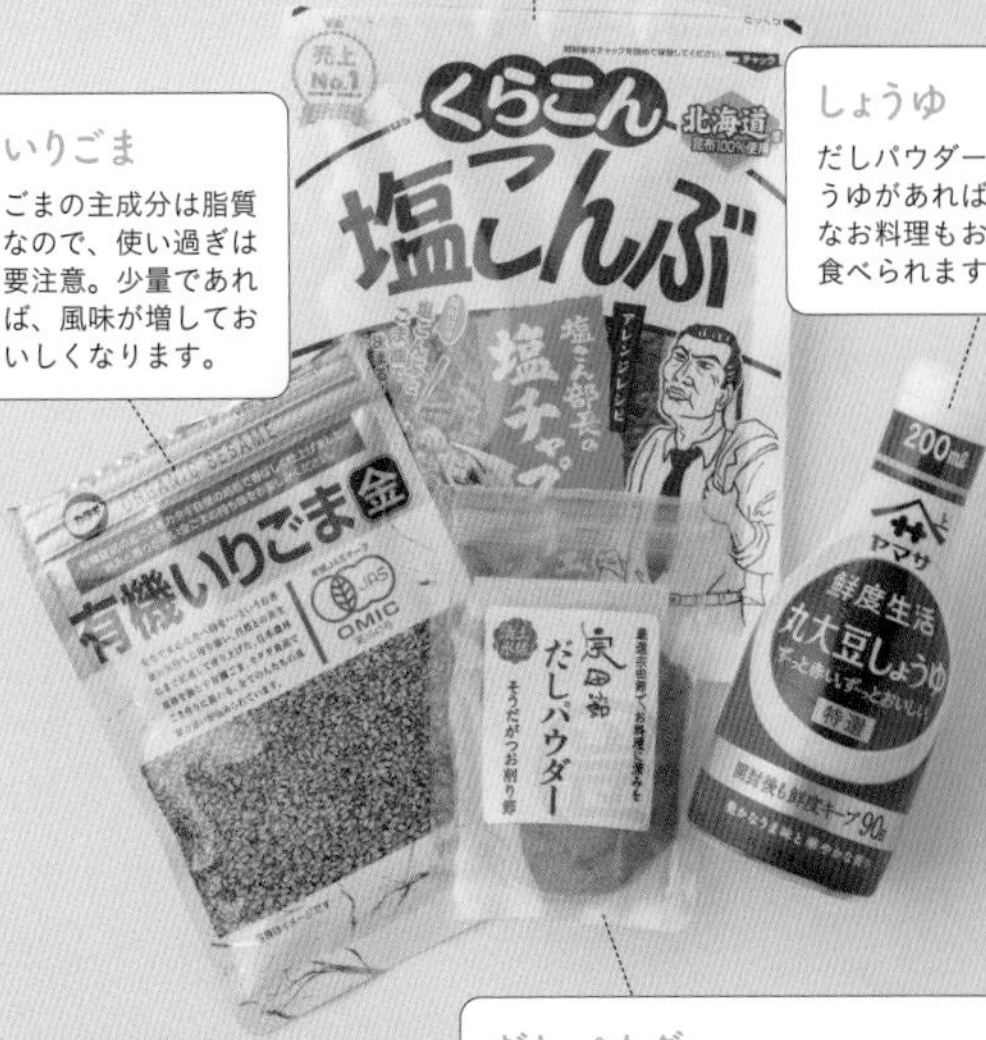

だしパウダー

添加物が一切入っていないので、安心して使用できます。とても万能で、少し加えるだけでも旨味がアップ！　手放せません。

毎日のお料理は、時短・簡単が続けやすい

面倒なのは続かない。おすすめの時短簡単メニューを紹介しましょう。
作りおきメニューとしてもおすすめです。

余りもの寒天寄せ

具は冷蔵庫の余りものでOK！
寒天と白だしでベースを作ります。

作り方

1 豆腐はキッチンペーパーで包み、重石代わりのお皿をのせて30分以上おき、しっかり水をきる。
2 わかめは、水で戻しておく。
3 オクラは塩（適量／分量外）で板ずりして好きな固さにゆで、薄い輪切りにする。パプリカはスライスする。
4 鍋に水と寒天を入れて中火にかけ、寒天が完全に溶けるまで混ぜ、白だし、しょうゆを加えて混ぜる。
5 保存容器や器などに4を半分ほど入れる。2のわかめ、3のオクラとパプリカを加え、1の豆腐をスプーンですくって加える。
※具が偏ったり、豆腐が崩れないように軽く混ぜる。
6 冷蔵庫で5を30分以上入れて冷やし固め、皿にひっくり返す。

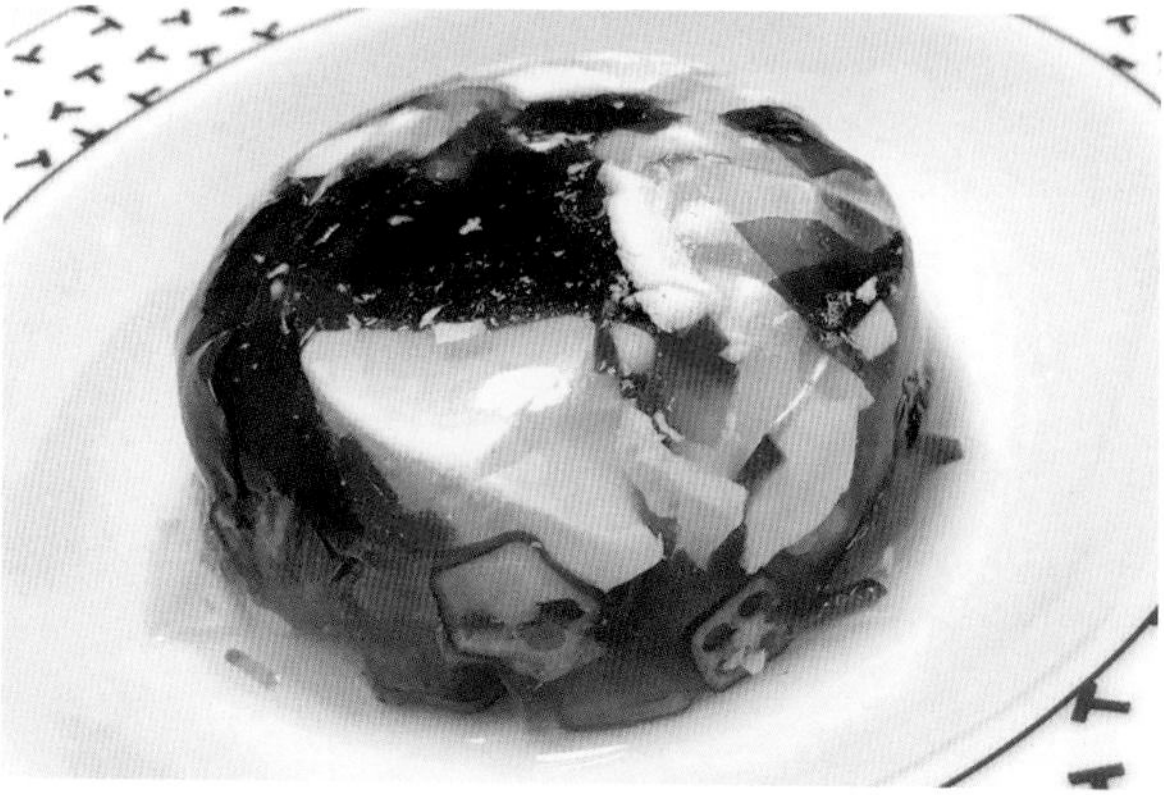

材料

絹ごし豆腐……半丁
わかめ(乾燥)……約大さじ1
オクラ……2本
パプリカ(赤)……1/4個
水……500mℓ
寒天(粉末)……5g
白だし……大さじ1〜2
※めんつゆでもOK
しょうゆ……小さじ1

きのこのだし炒め

シンプルで超簡単！
常備菜にもおすすめです。

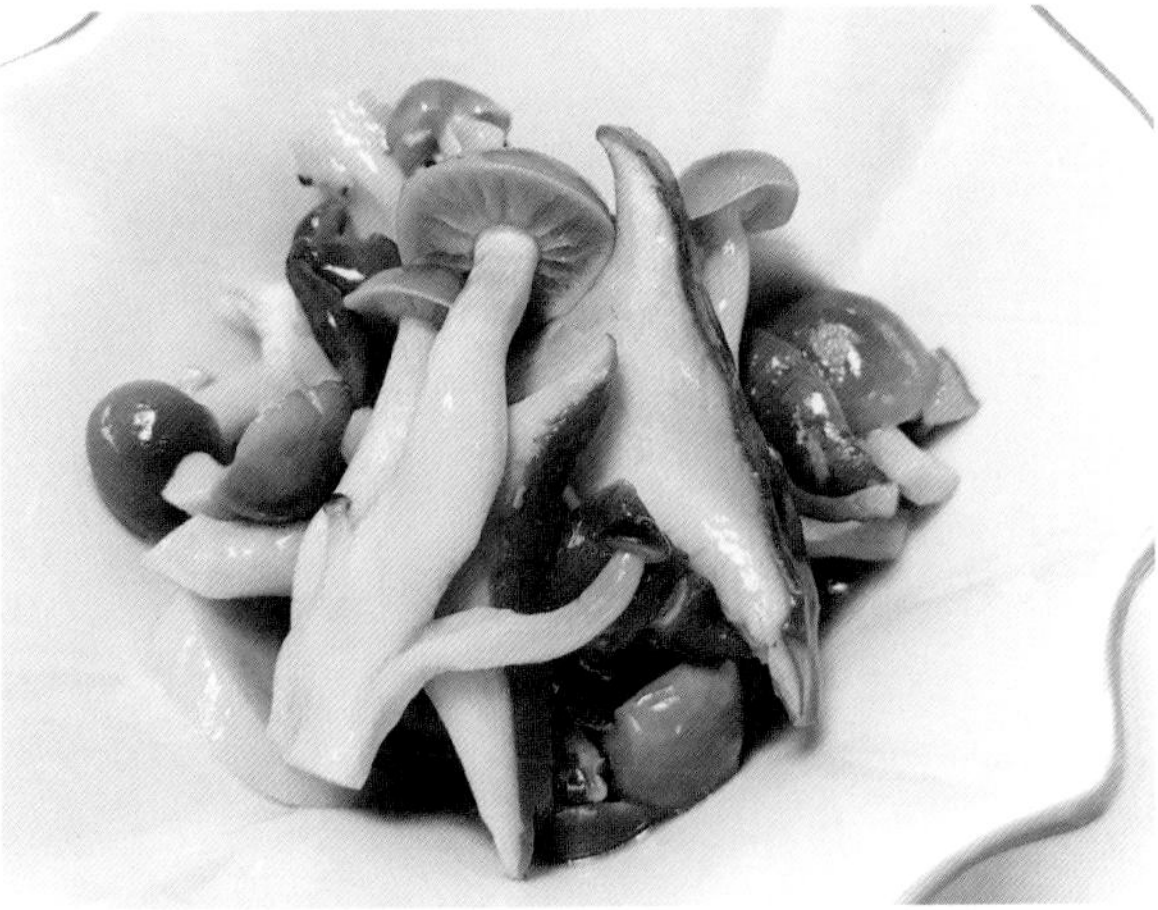

材料

きのこ……たくさん
※きのこは1種類でも、数種類でもOK
しょうゆ……適量/だしパウダー……適量

作り方

1 きのこは食べやすい大きさに切る。
2 フッ素樹脂加工のフライパンに1のきのこを入れ、弱めの中火で、しんなりするまで炒める。
3 しょうゆ、だしパウダーを加え、よく混ぜ、器に盛る。

豆腐のピカタ風

ダイエット中におすすめ！
手軽にたんぱく質が摂れる1品。

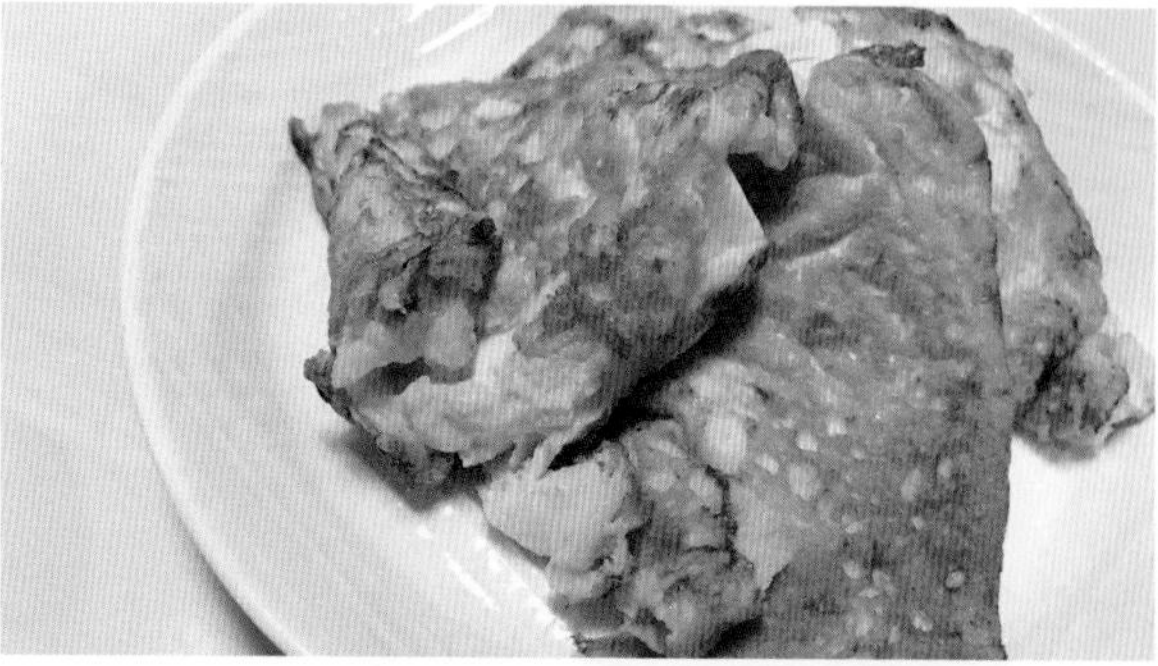

材料

絹ごし豆腐……半丁/卵……1個/水……大さじ1/しょうゆ……大さじ1
※木綿豆腐でもOK

作り方

1 豆腐はキッチンペーパーで包み、重石代わりのお皿をのせて30分以上おき、しっかり水をきる。
※急ぎのときは、キッチンペーパーに包んで電子レンジで3分加熱でもOK！

2 1の豆腐を1～1.5㎝の厚さに切る。

3 ボウルに卵を割り入れて溶き、水、しょうゆを加えてよく混ぜ、2の豆腐をくぐらせる。

4 フッ素樹脂加工のフライパンに3の豆腐を並べ、中火で2～3分焼く。豆腐のまわりの卵に焼き色がついたらひっくり返して2～3分焼き、器に盛る。

なんちゃってダイエットお好み焼き

小麦粉や山いもを使わないので、たくさん食べても安心！

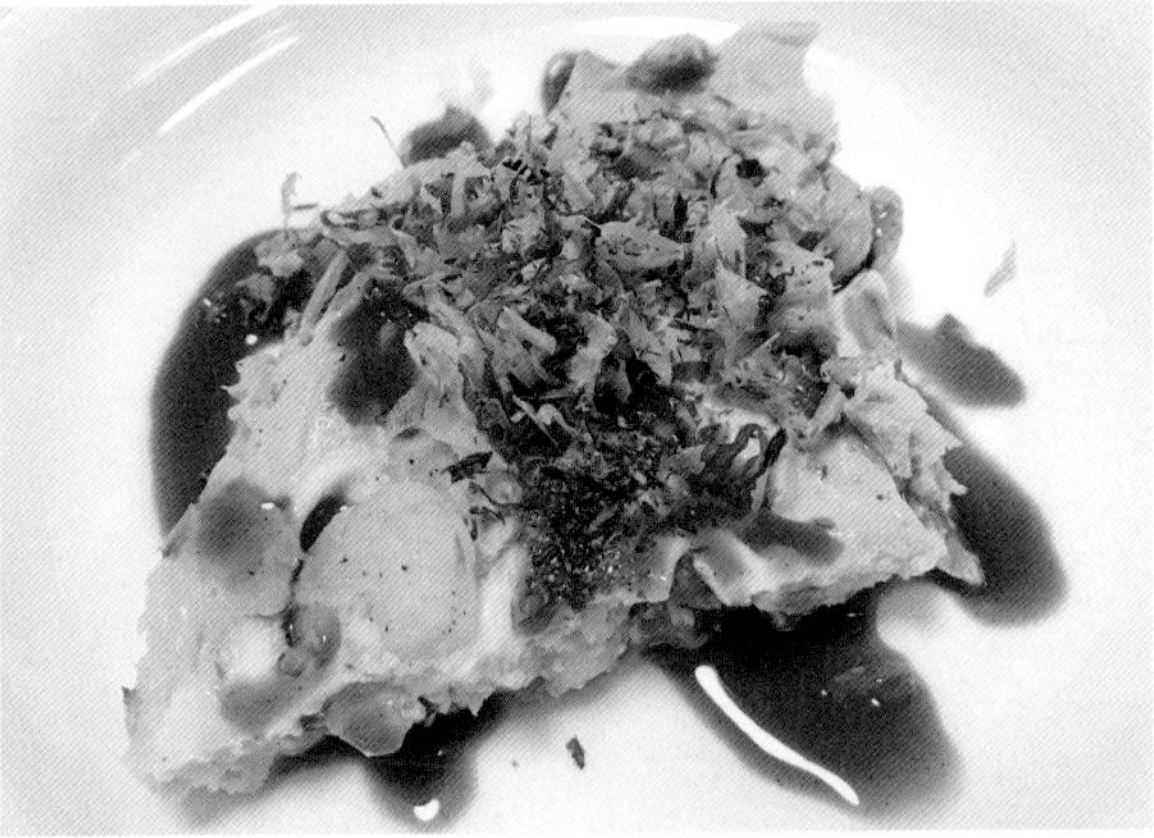

材料

【生地】
シーフードミックス（冷凍）……2～3つかみ
卵……2個/水……100mℓ
せん切りキャベツ（カット）……1袋
※自分で切ってもOK
だしパウダー……小さじ1
塩……適量/こしょう……適量

【トッピング】
ソース……適量
青のり……適量
かつお節……適量
桜えび（乾燥）……適量

作り方

【生地】

1　ボウルにシーフードミックスを入れ、10 ～ 30分たっぷりの水につけて解凍する。
※このひと手間で、臭みが取れます。

2　ボウルに卵を割り入れて溶き、水、せん切りキャベツ、1のシーフードミックス、だしパウダー、塩、こしょうを加えて混ぜ、生地を作る。

3　フッ素樹脂加工のフライパンを中火で熱し、2の生地を丸くなるように入れる。中火弱で3 ～ 5分焼き、ひっくり返して裏面もこんがり焼いて火を通し、器に盛る。

【トッピング】

焼きあがった生地にソース、青のり、かつお節、桜えびなどをお好みでかける。

電子レンジで
にんじんしりしり

だしが効いた、素朴なおかず。
常備菜としてもおすすめの1品。

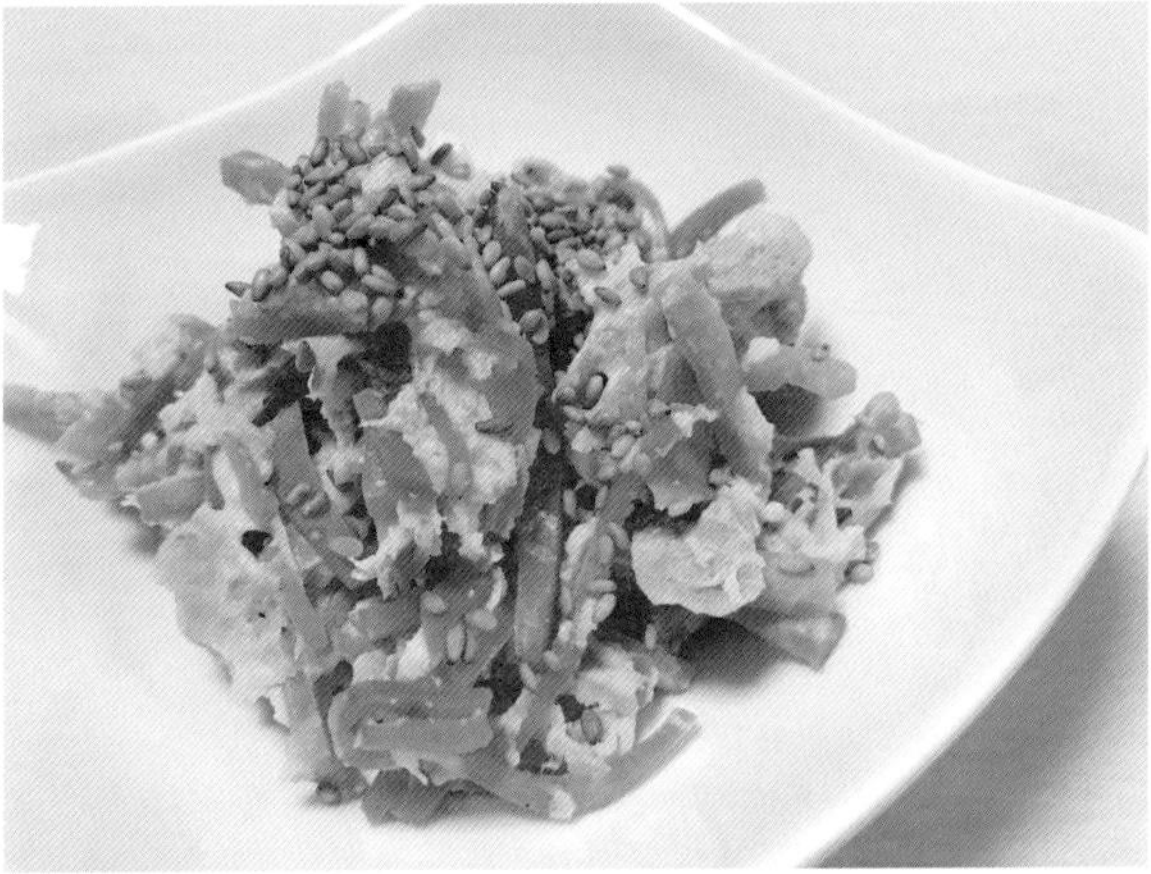

材料

にんじん……1本

A
- 塩……小さじ1
- しょうゆ……小さじ1～2
- だしパウダー……小さじ1
- かつお節……ミニパック1袋

卵……1個
ツナ（水煮缶）……1缶
白いりごま……適量

作り方

1 にんじんは細切りにする。

2 耐熱皿に1のにんじんを入れ、ふわっとラップをし、電子レンジ(600W)で2分加熱する。

3 2にA、溶き卵、ツナを加え、再びラップをし、電子レンジ(600W)で3分加熱。一度混ぜてからさらに電子レンジ(600W)で1～2分加熱する。

※にんじんの様子を見ながら、加熱時間を調整する。

4 器に盛り、お好みで白いりごまをかける。

もやしら炒め

ダイエット中のかさ増しに！
いくら食べても大丈夫。

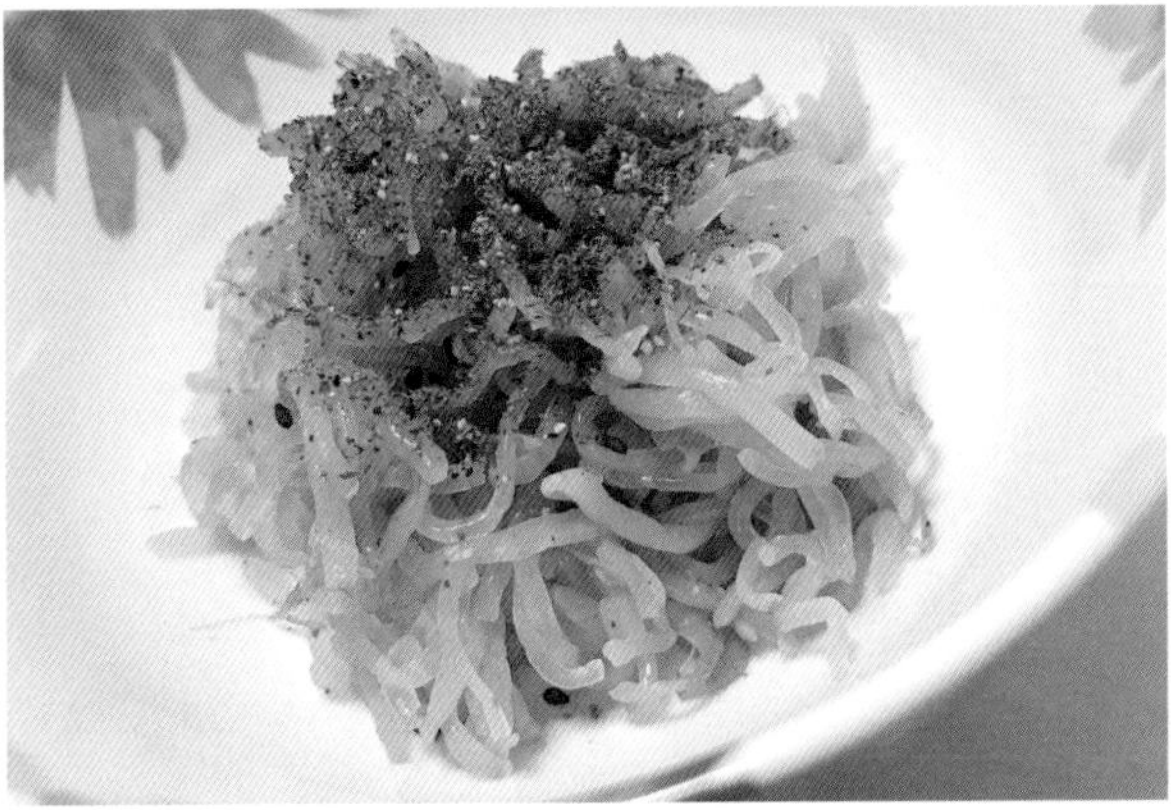

材料

しらたき……1袋/もやし……1袋
めんつゆ……適量/一味唐辛子……適宜

作り方

1 しらたきは熱湯でさっとゆでてアク抜きをする。ざるにあけて水気をきり、適当な大きさに切る。
2 フッ素樹脂加工のフライパンに1のしらたきを入れ、中火でキューキュー音がするまで、焦がさないように炒める。
3 もやしを加え、しんなりするまで炒める。
4 めんつゆを加えて混ぜる。
5 器に盛り、お好みで、一味唐辛子をふる。

鶏ささみのトマトスープ

具材を変えれば
バリエーションは無限大!

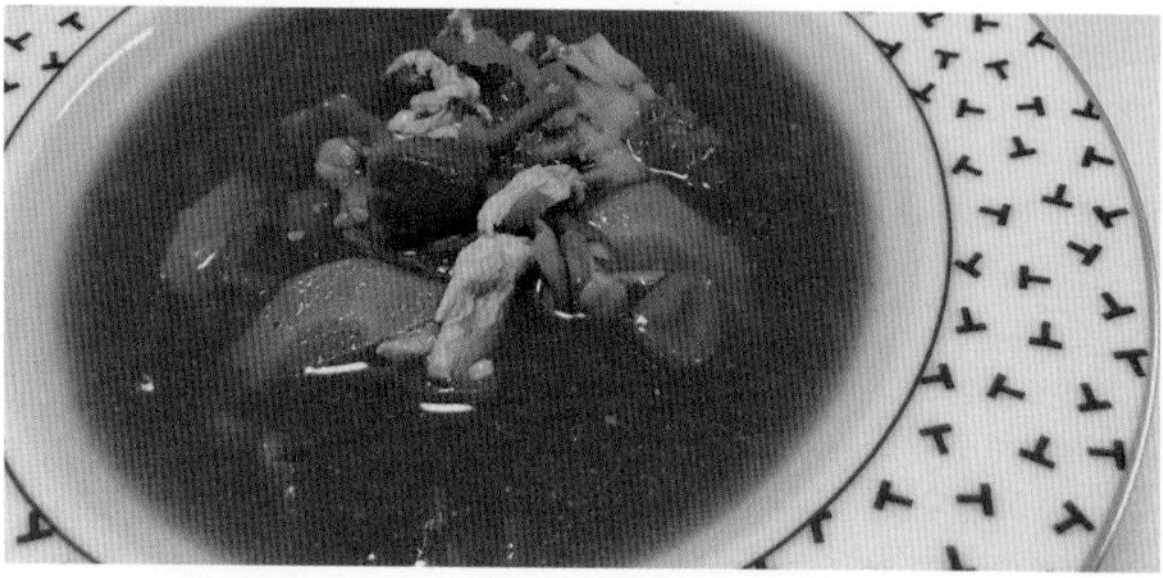

材料

ささみ……2〜3本
日本酒……大さじ2
にんじん……1/2本
ピーマン……1個
まいたけ……1/2パック
トマト缶……1缶/水……約200mℓ

A
塩……適量
粗びき黒こしょう……適量
※パウダーでもOK
コンソメ(顆粒)……大さじ1
にんにく(粉末)……適量
しょうが(粉末)……適量

作り方

1 ささみの筋を取って、フォークを刺して表裏に穴を開ける。
2 ボウルに日本酒と1のささみを入れて、約10分おく。
3 にんじん、ピーマン、まいたけは一口大に切る。
4 2のささみは、5㎜幅に切る。
5 鍋にトマト缶、水、3のにんじん、ピーマン、まいたけを入れて中火にかけ、具材に火が通るまで煮る。
6 4のささみを加え、弱火で約5分煮る。火が通ったらAを加えて少し煮たら、器に盛る。

column 4

運動内容とタイミング

体脂肪燃焼には有酸素運動をしなければいけないというわけではありません。有酸素運動をすることで、体脂肪燃焼を活性化することは可能ですが、身体は食べたものでできているので、ダイエットを成功させるには、運動よりも食事内容を見直すことの方が重要です。

たとえば体脂肪燃焼のためにランニングをしたとします。体重 50kg の人が 30 分で 5km をランニングした場合、消費できるカロリーは約 250kcal です。キャラメルフラペチーノショートサイズ 1 杯分が約 290kcal なので、それすらも燃焼できません。「走ることが大好き！」という場合は、食べた分を運動で燃焼させることは素晴らしいと思いますが、なかなかそうではない方が多いかと思います。ダイエット成功のためには、大前提として食事の見直しが必要ですが、運動を取り入れるなら走ることより筋トレのほうがおすすめです。筋トレの消費カロリーは「運動量×負荷」に比例します。つまり、運動量の大きい筋トレに、なおかつ負荷をかけられれば一番理想的。家トレであれば、ペットボトルに水を入れてダンベル代わりにすれば、負荷を強くすることもできます。スクワットのような運動量の大きいメニューを積極的に行ってみてください。

そして、食後 4 時間後から体脂肪燃焼がはじまるので、なるべくその時間帯に運動を行うと効率的です。そこまで意識することが難しい場合は、朝ごはんを食べる前以外の時間帯であれば、いつでも OK です。

PART5

困ったときの
食事法&筋トレ

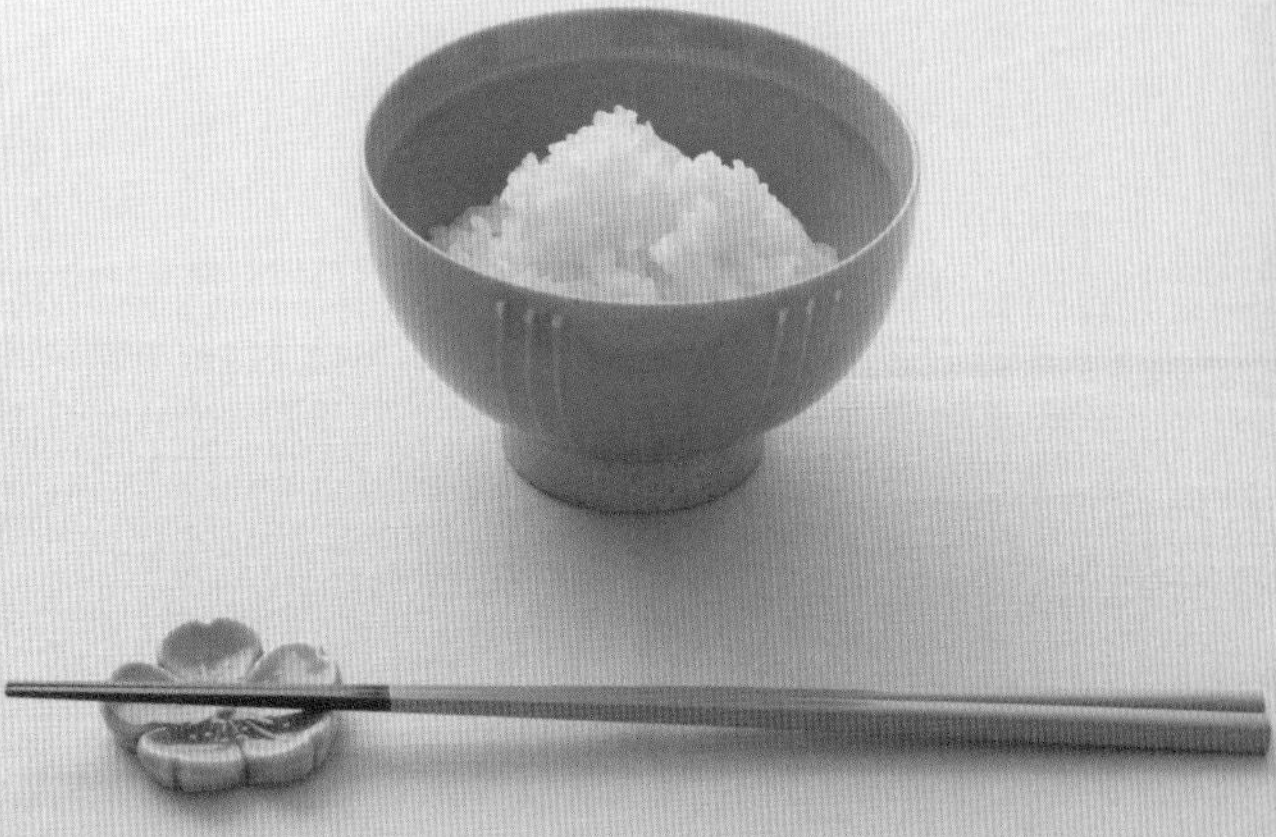

ごはんが用意できないときは？

ブドウ糖はお米で摂取したほうが、量の間違いがほとんどないので理想的ですが、どうしてもお米が食べられないときもあると思います。そんなときはお米の代わりになるものを食べます。たとえば朝寝坊をしたり、時間のないときは、お煎餅や甘栗、干しいもをサッと食べるのがおすすめです。お煎餅は手の平サイズで2枚程度、甘栗は約70グラム、干しいもは約60グラムの量で、ブドウ糖約40グラムの目安量になります。

お煎餅選びの注意点は調理油を使っていないこと。原材料の欄に油の記載がないものを選びます。干しいもは原材料がさつまいもだけのもの（砂糖不使用）にしましょう。

仕事などでどうしても前の食事から約6時間後に固形物で食事が摂れない場合には、米麹から作られた甘酒の選択もありです。酒粕ではなく米麹からのもので、砂糖不使用のものを選択してください。量は物にもよりますが、１８０～２００ミリリットルで、ブドウ糖約40グラムです。飲み物から摂取すれば、まわりの目もあまり気にならないと思います。そして、そのあとの食事を、ブドウ糖以外のメニューにすればＯＫです。ブドウ糖の摂取は分食せず、１日３回を守りましょう。

手軽に食べられて、ストックできるものがおすすめ

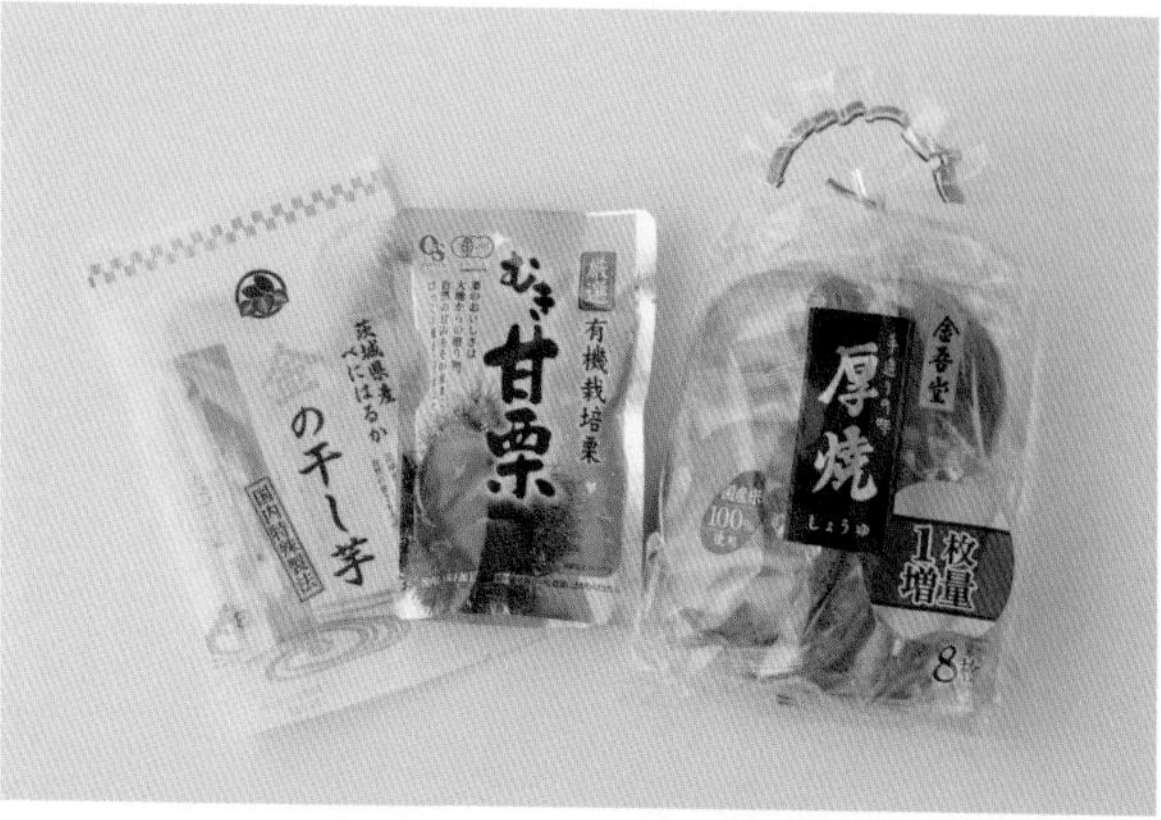

甘いもの

むき甘栗

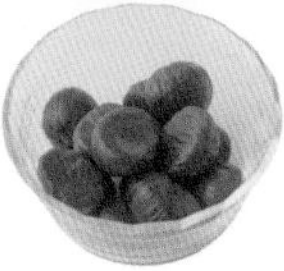

甘いものを食べたくなったときや、ごはんの代わりになるのでおすすめです。

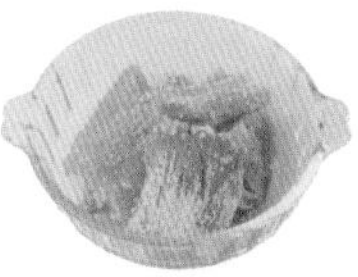

干しいも

ついつい食べ過ぎてしまわないように気をつけましょう。

塩からいもの

しょうゆ煎餅

必ず、調理油不使用のものを選びましょう。個包装のものなら、バッグやデスクの引き出しに入れられて、とても便利です。

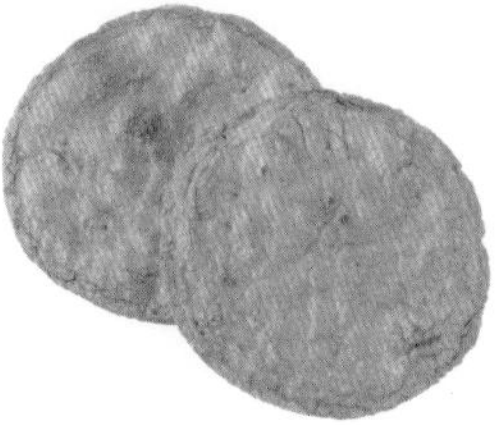

夜遅いごはんはどうすればいい？

食事をしてから約6時間後に、次の食事をすることが理想です。たとえば、昼食を12時にした場合、17～18時に夕食にしましょう。しかし、残業をしたり、夜勤があったりした場合、思うように夕食を食べられないこともあります。そんなときは、食事をしてから約6時間後のタイミングで先にカテゴリー1の食品（1食分のブドウ糖量）を摂取し、肝グリコーゲンが枯渇しないようにします。可能であれば、野菜ジュースやトマトジュースなどのカテゴリー3を摂取してから、カテゴリー1を摂取しましょう。

そして、仕事が終わって食事の時間をしっかり取れるタイミングで、カテゴリー1以外の食事をします。なるべくカテゴリー2は脂質を低く抑え、カテゴリー3を増やしてカサ増しします。もし、約6時間後にカテゴリー1も食べられなかった場合は、時間が空き過ぎなので、カテゴリー3の量を増やしたベジタブルファーストにし、血糖値を急上昇させないように工夫します。不安な場合は、カテゴリー1のブドウ糖量を半分に減らしてもOKです。寝るまでに2時間以上空けられない場合は、カテゴリー1をカットして、翌朝にしっかりカテゴリー1を適量摂取します。

夜遅いときでも、安心して食べられるメニュー例

menu1

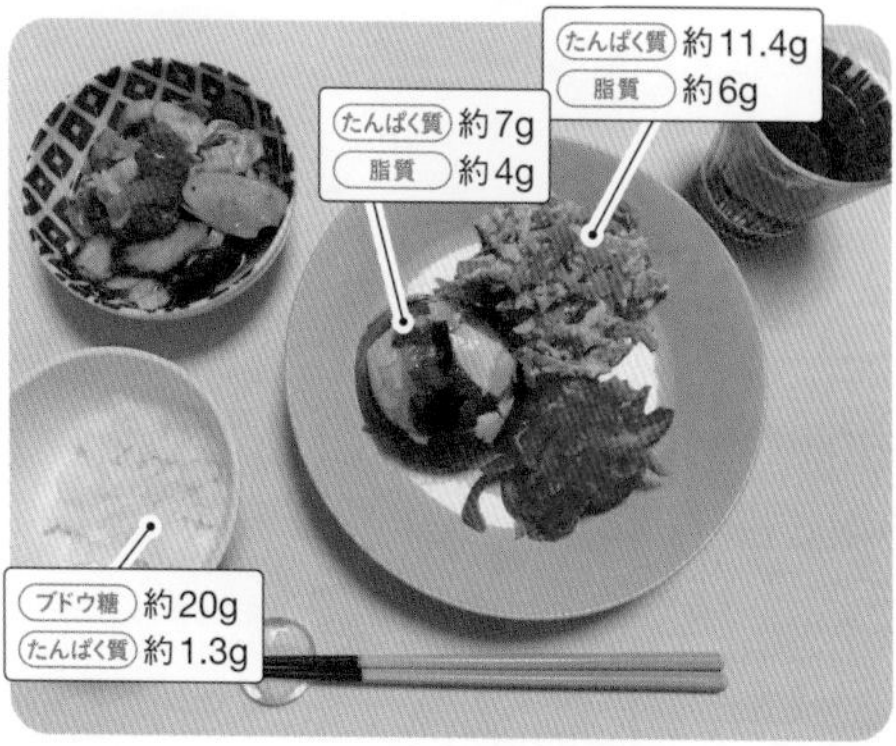
たんぱく質 約11.4g
脂質 約6g
たんぱく質 約7g
脂質 約4g
ブドウ糖 約20g
たんぱく質 約1.3g

カテゴリー1

・ごはん（50g）

カテゴリー2

・寒天寄せ（豆腐）
・にんじんのしりしり（ツナの水煮缶、卵）

カテゴリー3

・寒天寄せ（寒天、わかめ、パプリカ）
・にんじんのしりしり（にんじん）
・パプリカ
・きのこと夏野菜の炒め
（エリンギ、トマト、きゅうり）

menu2

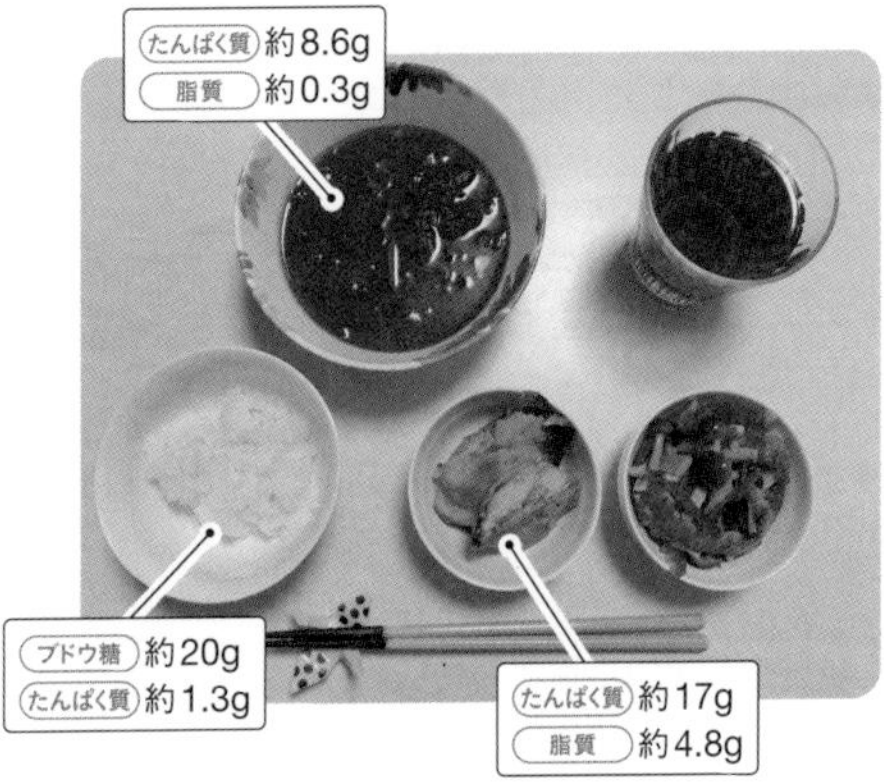

カテゴリー1

・ごはん（50g）

カテゴリー2

・真鯛の煮つけ
・トマトスープ（ささみ）

カテゴリー3

・トマトスープ
（ピーマン、にんじん、キャベツ、トマト）
・温野菜
（ぶなしめじ、しいたけ、パプリカ）

menu3

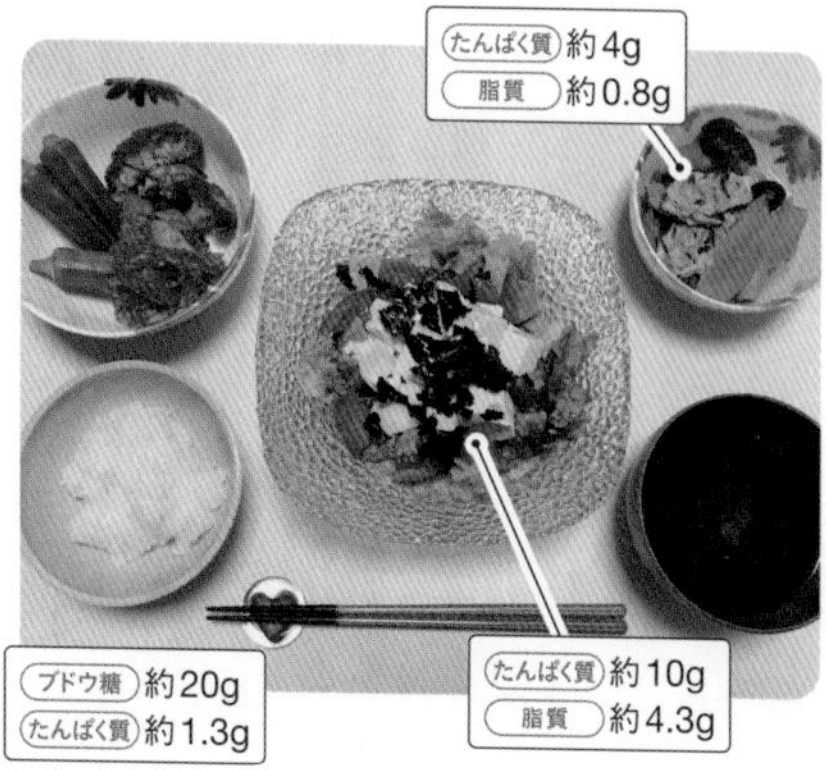

カテゴリー1
・ごはん（50g）

カテゴリー2
・豆腐サラダ（豆腐）
・豆腐ハンバーグ（豆腐と鶏むねひき肉）
※つなぎは不使用

カテゴリー3
・豆腐サラダ（サニーレタス、トマト、のり）
・ゆでオクラ、ゆでブロッコリー、キムチ
・豆腐ハンバーグ（ひじき）
・煮物（大根、にんじん、ぶなしめじ）
・お味噌汁（小松菜）

↓どうしても我慢できないときの間食

「ダイエット中の間食は絶対ダメ！」というと、ストレスが溜まってドカ食いに走ります。お腹が空いて間食したいときは、カテゴリー3の食品であればＯＫです。

さらに、カテゴリー2の煎り大豆や小魚もおすすめです。しっかり咀嚼《そしゃく》できるので、脳が刺激され、満腹中枢も刺激しやすくなります。それなら「ソイラテや豆乳もあり？」と思われがちですが、飲んで胃に入るのと咀嚼して胃に入るのとでは、意味が異なります。

どうしても甘いものが欲しいときは、食後にプロテインで濃厚な甘みを感じるのもいいでしょう。

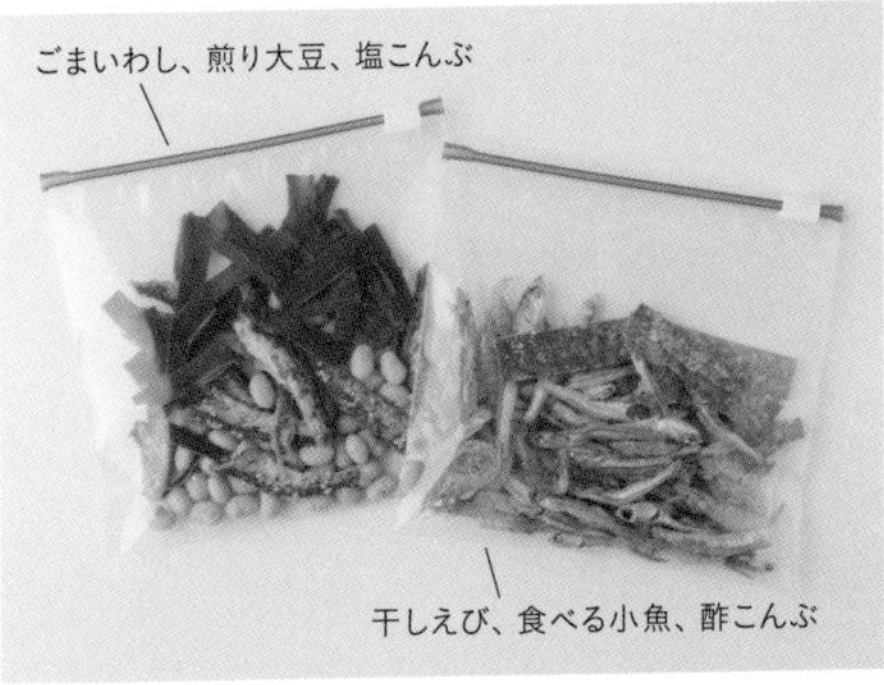

何種類かの食品を、ポリ袋やジッパーつき袋に入れて小分けにすると、持ち運びにも便利です。

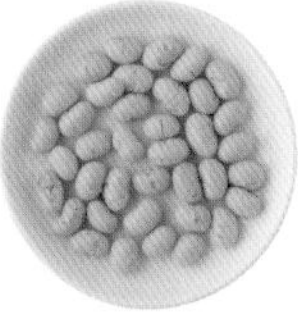

煎り大豆

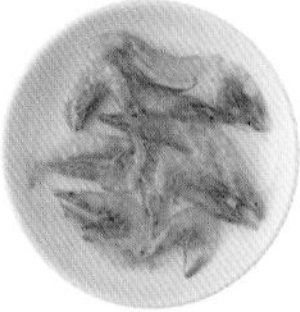

干しえび

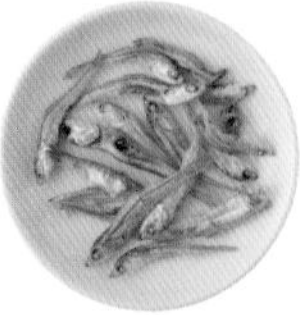

食べる小魚

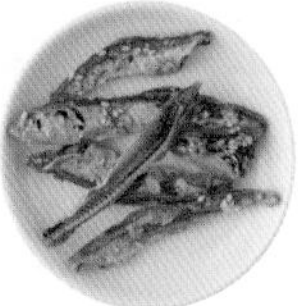

ごまいわし

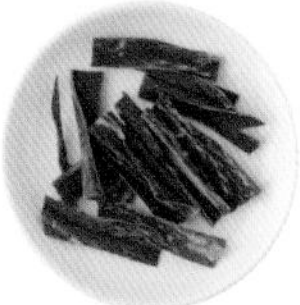

梅こんぶ

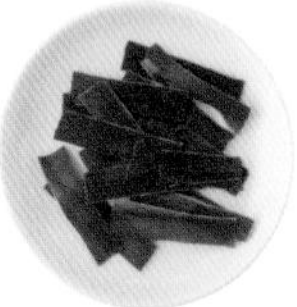

塩こんぶ

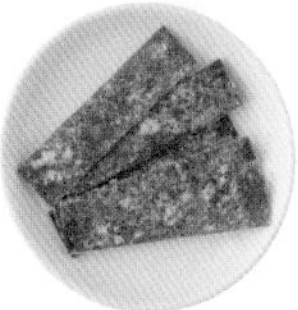

酢こんぶ

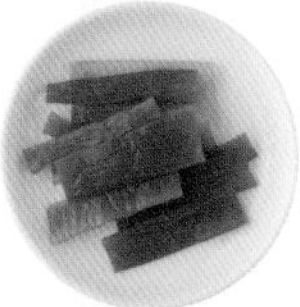

茎わかめ

※ごまいわしや酢こんぶに含まれる砂糖は微量です。カテゴリー6の食品とは比較にならないので、気にしなくてもいいでしょう。

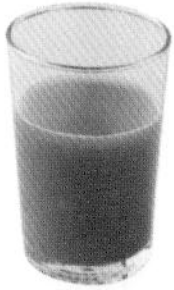

青汁や野菜
ジュース（フルーツなし）

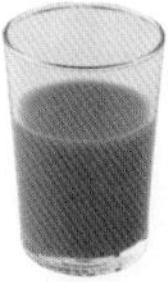

トマトジュース

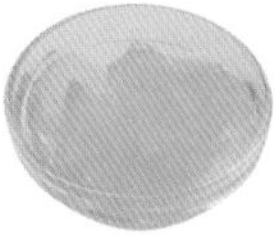

0kcal寒天やゼリー

↓たっぷり食べても安心な即席スープ

お腹が空いて「どうしても何か食べたい！」「ポリポリつまむようなものではなく、ちゃんと食べたい！」というときに、おすすめなのが即席スープ。私がよく作るのは、こんぶ茶に寒天・ひじき・わかめ・いりごまなどを入れた超低カロリースープです。

作るといってもお湯に材料を入れるだけ。スープボウルにたっぷりの熱湯を注いでこんぶ茶を作り、あとは好きな材料を入れたら完成！　具の種類は1種類でも2種類でも、自由に変えて良いです。寝る直前などは、食物繊維を摂り過ぎると消化に負担がかかるので、具材を変えてみるのもいいですね。

さらに、食べ方にもひと工夫して、咀嚼《そしゃく》回数を増やしてみましょう。普段意識をしていないと咀嚼回数は10～15回のことも。ひと口に対して30回くらいの咀嚼をすることで、満腹感を得やすくなります。

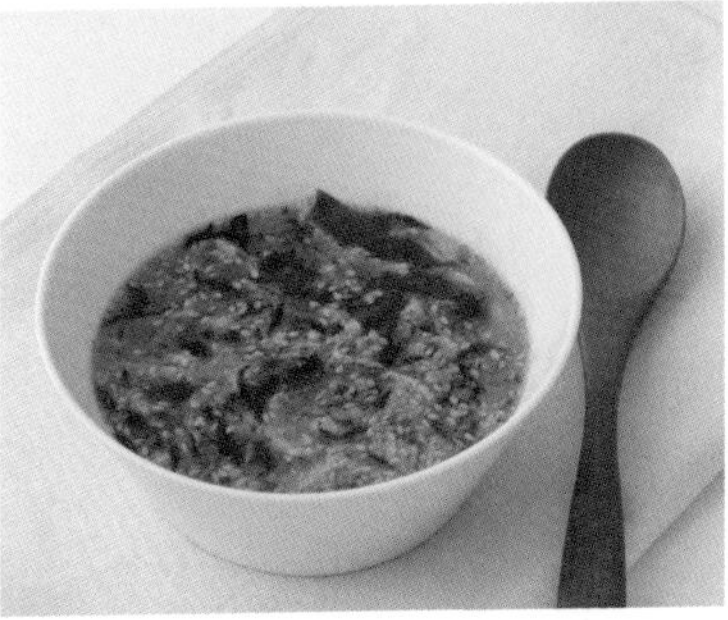

即席ダイエットスープの材料

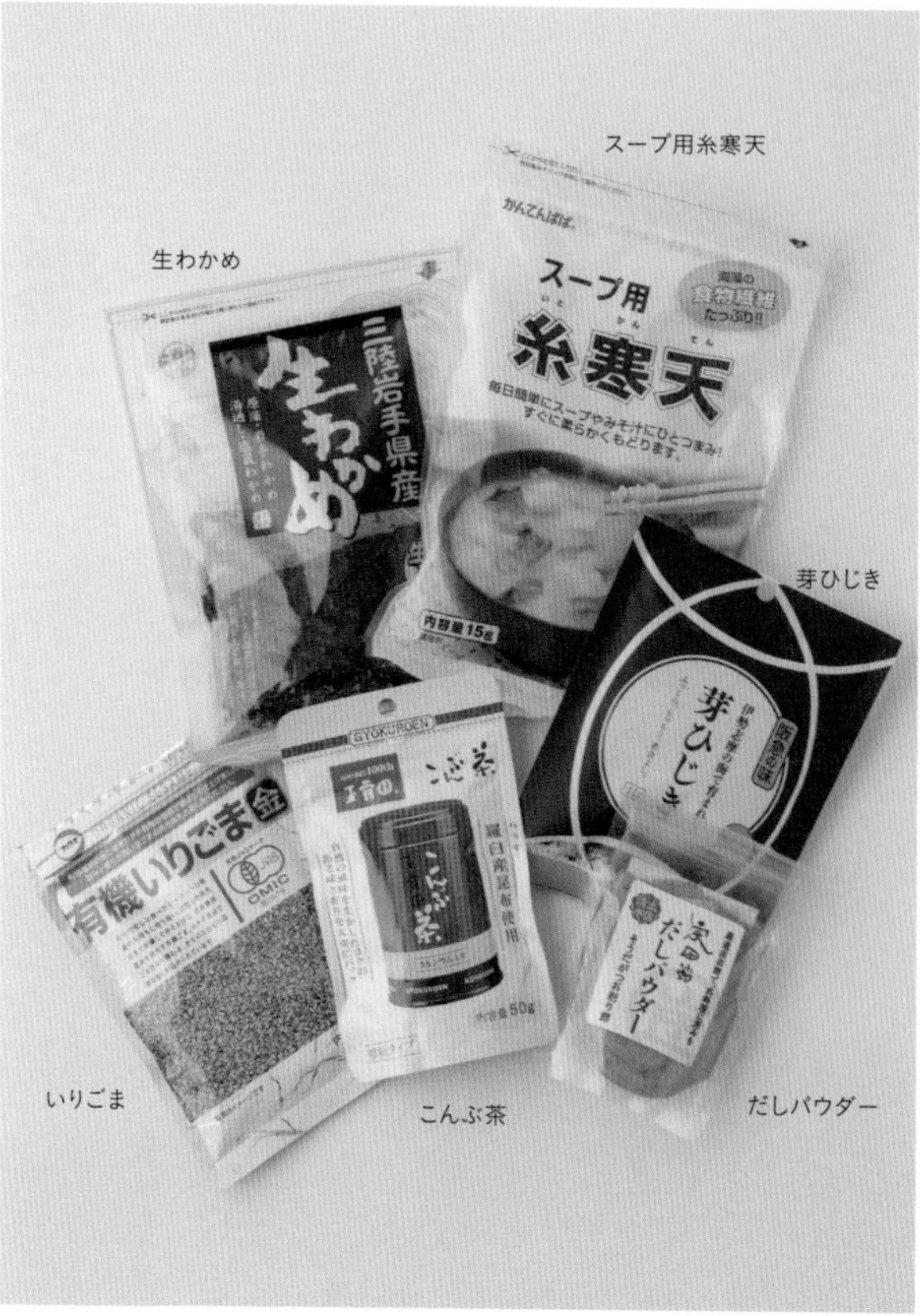

食べ過ぎたあとの調整メニュー

食べたものは、マイナスにはできません。しかし、その後の過ごし方や、食事の摂り方でリカバリーすることが可能です。なんだか太ったなと感じる場合には、過去3日以上前の食事内容を見返すことで、その原因がわかります。飲み会や食事会などで食べ過ぎてしまった！　という場合には、翌日から3日間でリカバリーできるように努力しましょう。

朝・昼・夜のカテゴリー1の摂取は変えないこと。そして外食は極力控え、脂質は1食10グラム以下をめざします。

次ページから、「食べ過ぎリセット食」の朝・昼・夜のメニュー例を写真とコメントで紹介していきます。自分でメニューを考えるのが面倒な方は、この中から選択し、実行していただければ安心です。

食事だけでなく、トレーニング（136～141ページ参照）をすることもおすすめです。食事とトレーニングの2本立てで頑張りましょう。

《朝》のやせるメニュー例

menu1

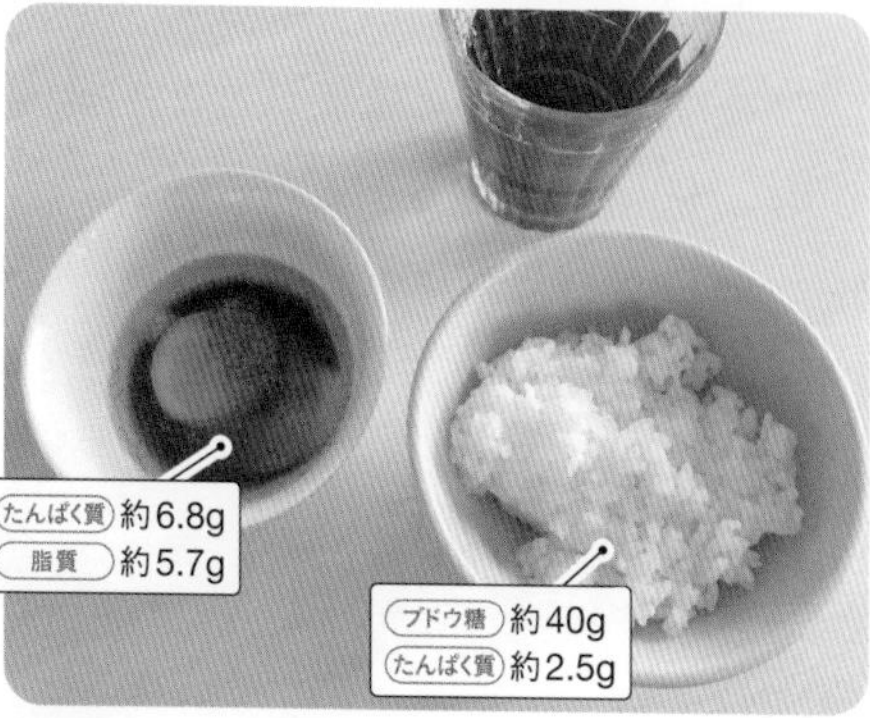
たんぱく質 約6.8g
脂質 約5.7g
ブドウ糖 約40g
たんぱく質 約2.5g

カテゴリー1 ・ごはん（100g）

カテゴリー2 ・卵

カテゴリー3 ・だし粉

menu2

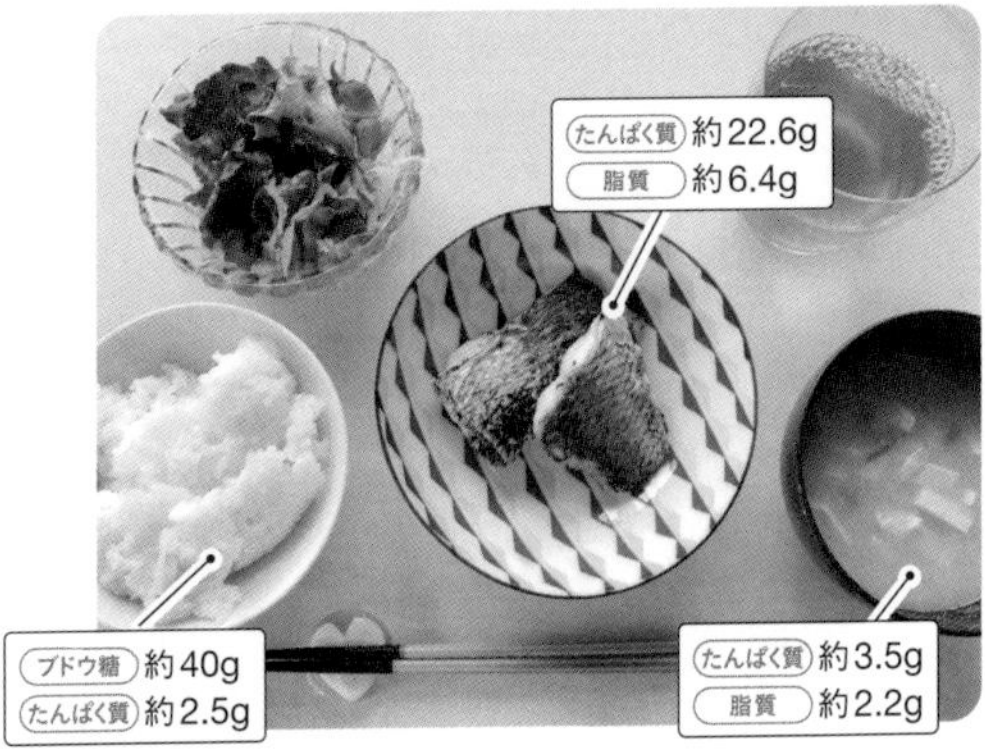
たんぱく質 約22.6g
脂質 約6.4g
ブドウ糖 約40g
たんぱく質 約2.5g
たんぱく質 約3.5g
脂質 約2.2g

カテゴリー1

・ごはん（100g）

カテゴリー2

・真鯛の塩焼き
・お味噌汁（豆腐）

カテゴリー3

・サニーレタス
（ノンオイルドレッシング）
・お味噌汁（長ねぎ）

menu3

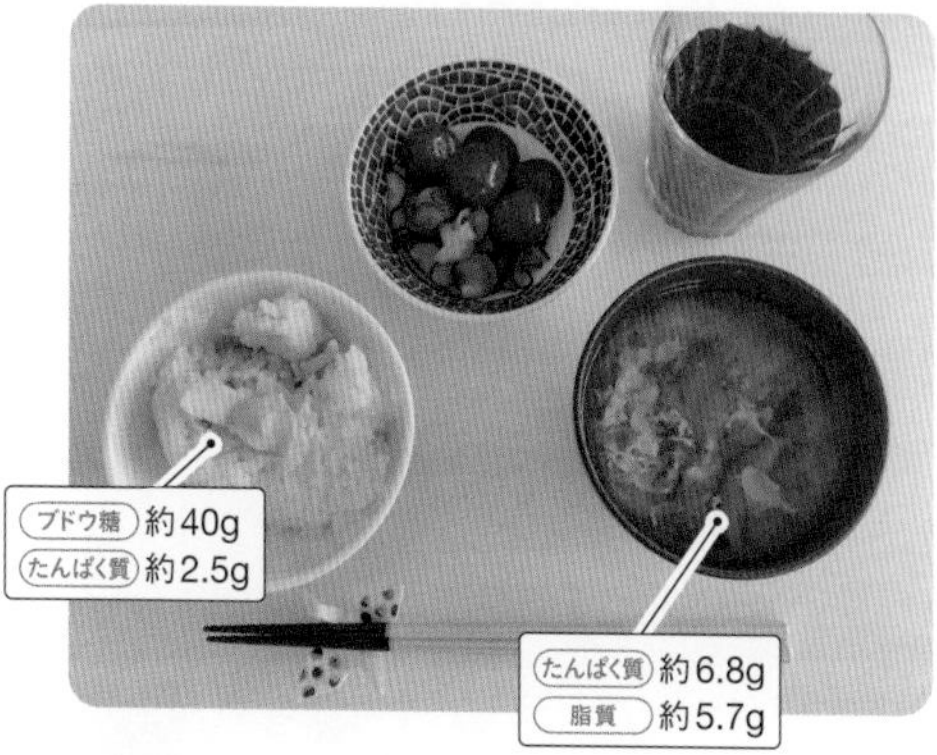
ブドウ糖 約40g
たんぱく質 約2.5g
たんぱく質 約6.8g
脂質 約5.7g

カテゴリー1
・たけのこごはん（100g）

カテゴリー2
・しいたけと小松菜の卵汁（卵）

カテゴリー3
・しいたけと小松菜の卵汁（しいたけ、小松菜）
・きゅうりの塩漬け
・ミニトマト

《昼》のやせるメニュー例

menu1

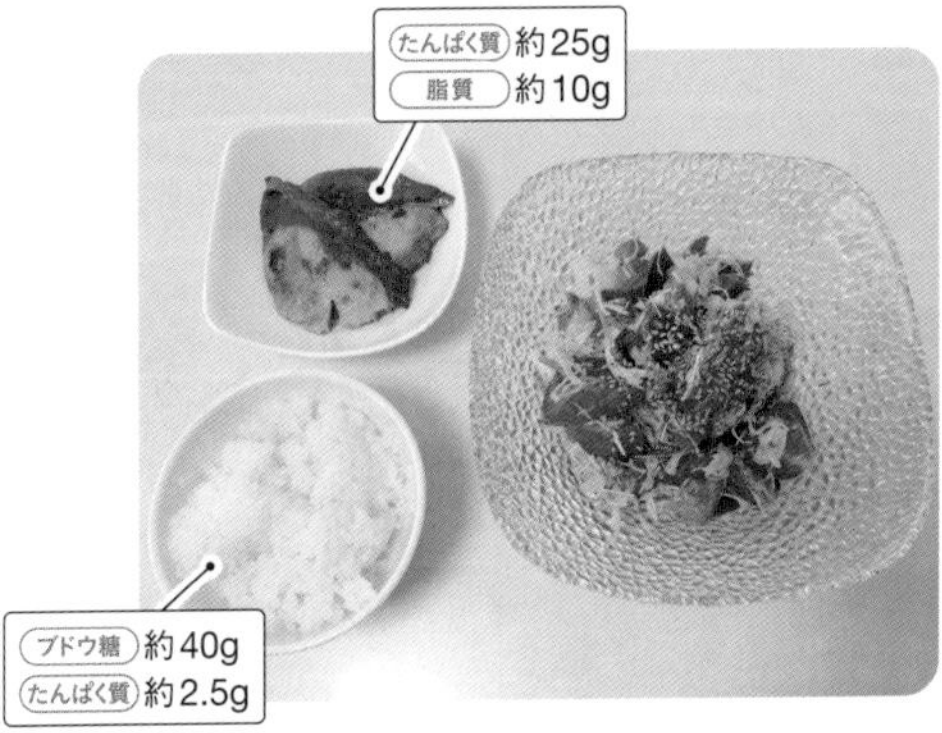
たんぱく質 約25g
脂質 約10g
ブドウ糖 約40g
たんぱく質 約2.5g

カテゴリー1	・ごはん（100g）
カテゴリー2	・ぶりの西京焼き
カテゴリー3	・サラダ（キャベツ、にんじん、トマト、酢昆布）

menu2

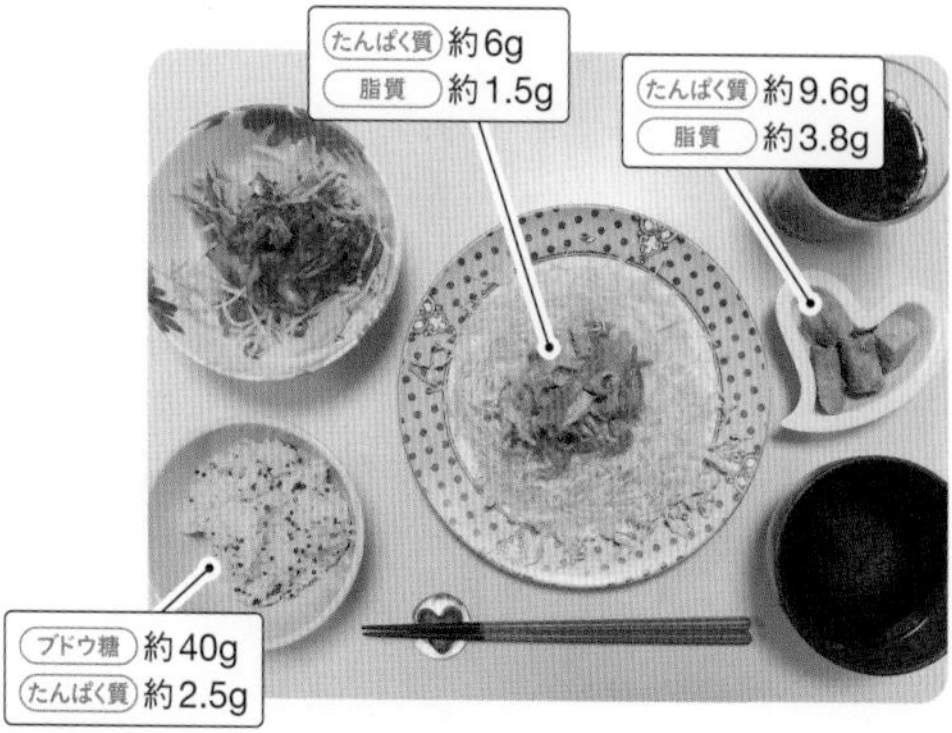
たんぱく質 約6g
脂質 約1.5g
たんぱく質 約9.6g
脂質 約3.8g
ブドウ糖 約40g
たんぱく質 約2.5g

カテゴリー1

・キヌアごはん（100g）

カテゴリー2

・めかじきのサイコロステーキ風
・豚もも肉のしょうが焼き

カテゴリー3

・豚もも肉のしょうが焼き
（にんじん、玉ねぎ、しょうが）
・お味噌汁（わかめ）
・サラダ（大根、にんじん、パプリカ、
水菜、レタス、キムチ）

menu3

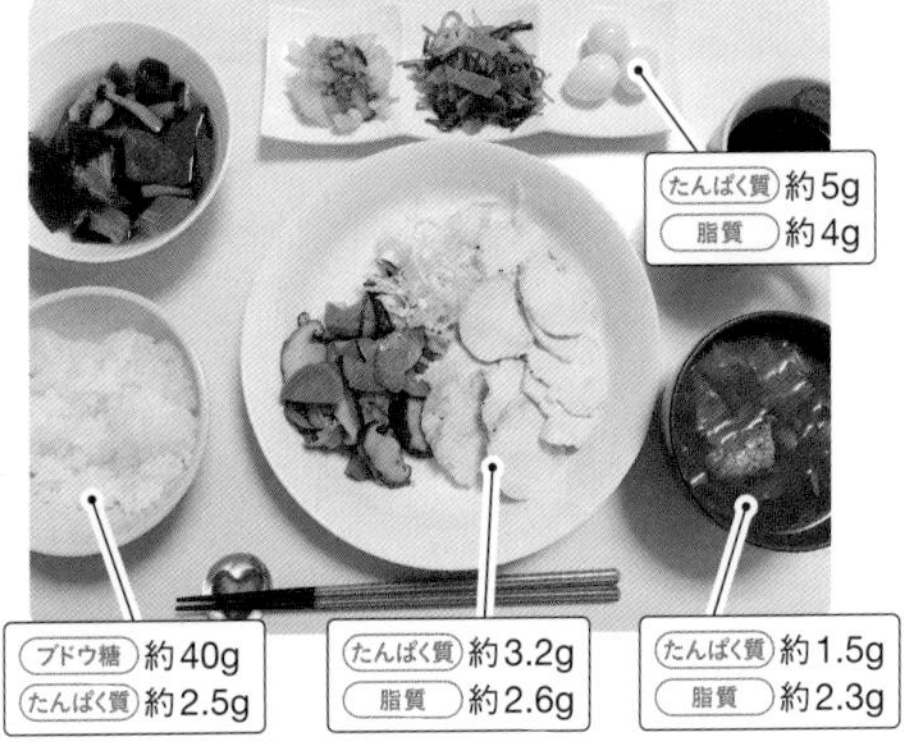

カテゴリー1

・ごはん（100g）

カテゴリー2

・鶏ハム　・お味噌汁（油揚げ）
・うずらの卵

カテゴリー3

・煮物（大根、ぶなしめじ、白菜、
パプリカ、昆布）
・白菜のおひたし
・昆布の煮物（昆布、にんじん）
・しいたけと野菜の炒め物
（しいたけ、にんじん、ズッキーニ）
・お味噌汁（キャベツ）

《夜》のやせるメニュー例

menu1

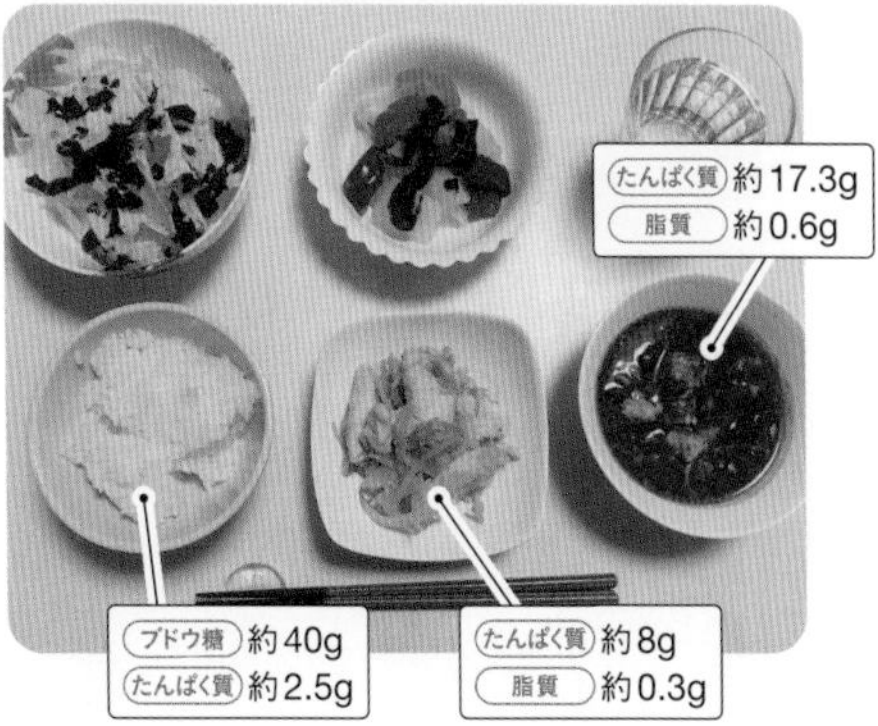
たんぱく質 約17.3g
脂質 約0.6g
ブドウ糖 約40g
たんぱく質 約2.5g
たんぱく質 約8g
脂質 約0.3g

カテゴリー1

・ごはん（100g）

カテゴリー2

・皮なし鶏むね肉の塩麹炒め
・野菜たっぷりトマトスープ（ささみ）

カテゴリー3

・皮なし鶏むね肉の塩麹炒め（もやし、玉ねぎ）
・サラダ（レタス、のり）
・温野菜（大根、にんじん、ピーマン、パプリカ、玉ねぎ）
・野菜たっぷりトマトスープ（トマト、ピーマン、にんじん、まいたけ）

menu2

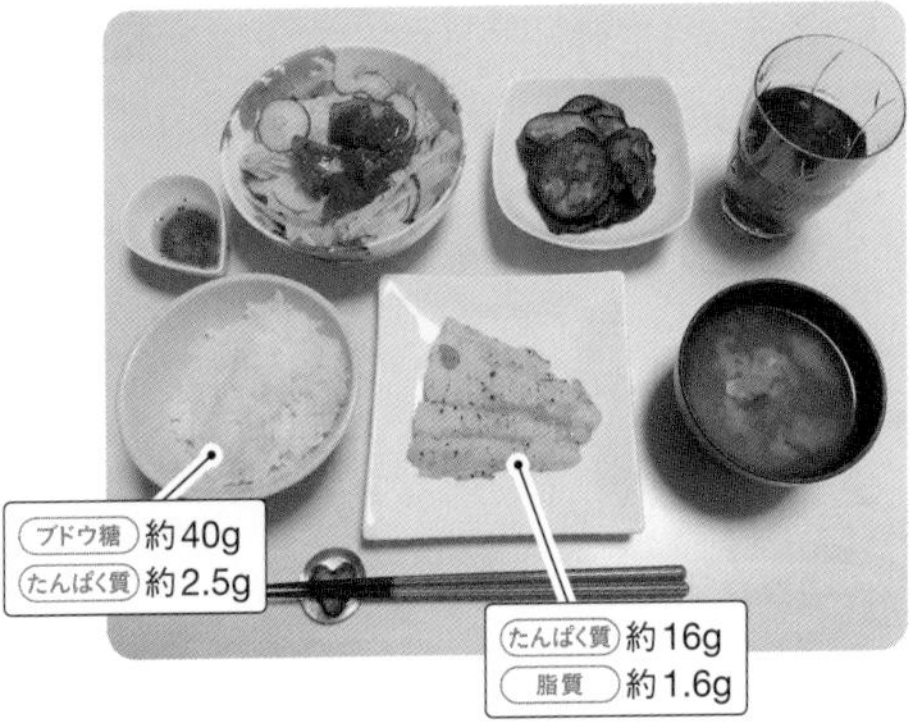
ブドウ糖 約40g
たんぱく質 約2.5g
たんぱく質 約16g
脂質 約1.6g

カテゴリー1
・ごはん（100g）

カテゴリー2
・ひらめのガーリック焼き

カテゴリー3
・なすのだしとしょうゆ炒め
・お味噌汁（キャベツ、なす）
・サラダ（レタス、きゅうり、トマト）

menu3

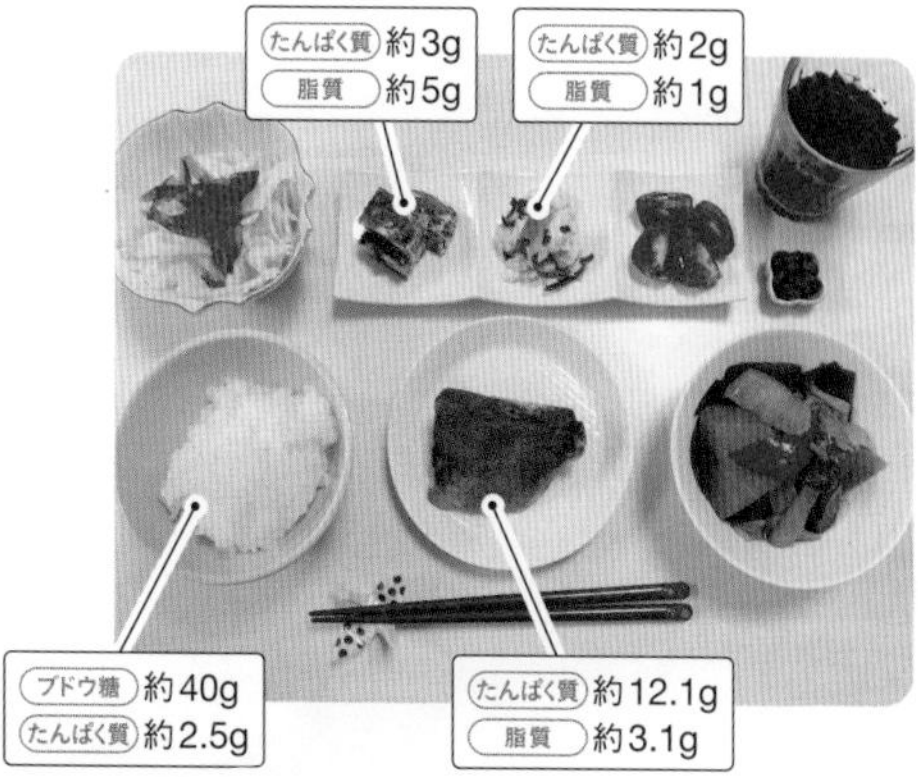

カテゴリー1

・ごはん（100g）

カテゴリー2

・しまほっけの塩焼き
・もずく入り卵焼き　・炒り豆腐

カテゴリー3

・もずく入り卵焼き（もずく）
・炒り豆腐（にんじん、昆布）
・トマト
・サラダ（レタス、パプリカ）
・煮物（大根、ぶなしめじ、白菜、
パプリカ、昆布）

食べ過ぎたあとの運動1

マウンテンクライマー

体幹を鍛えつつ、走る動きによって有酸素運動的な効果もあります。心拍数が上がるのでウォームアップとしてもおすすめです。家トレを何からはじめていいのかわからない！　という方も、まずは30秒×3セットを毎日やれば、1カ月で身体は変わってくると思います。

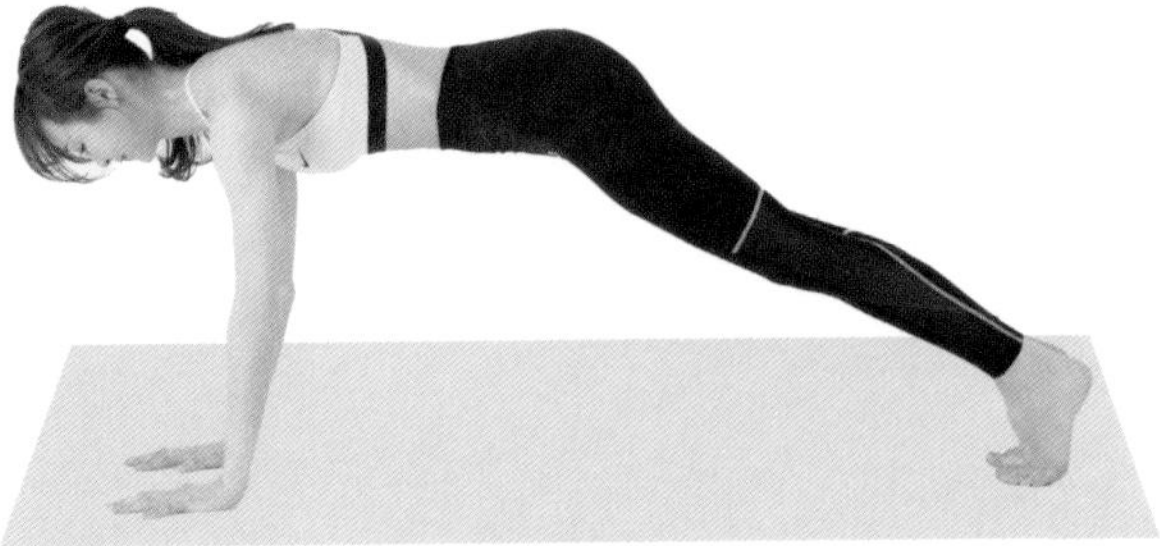

1 両手を肩幅に開いて床の上に置き、頭からお尻までを真っ直ぐにする。両足は握りこぶし1つ分くらい開いてつま先立ちをする。

30秒×3セット
もしくは
20回×3セット
（インターバルは20秒）

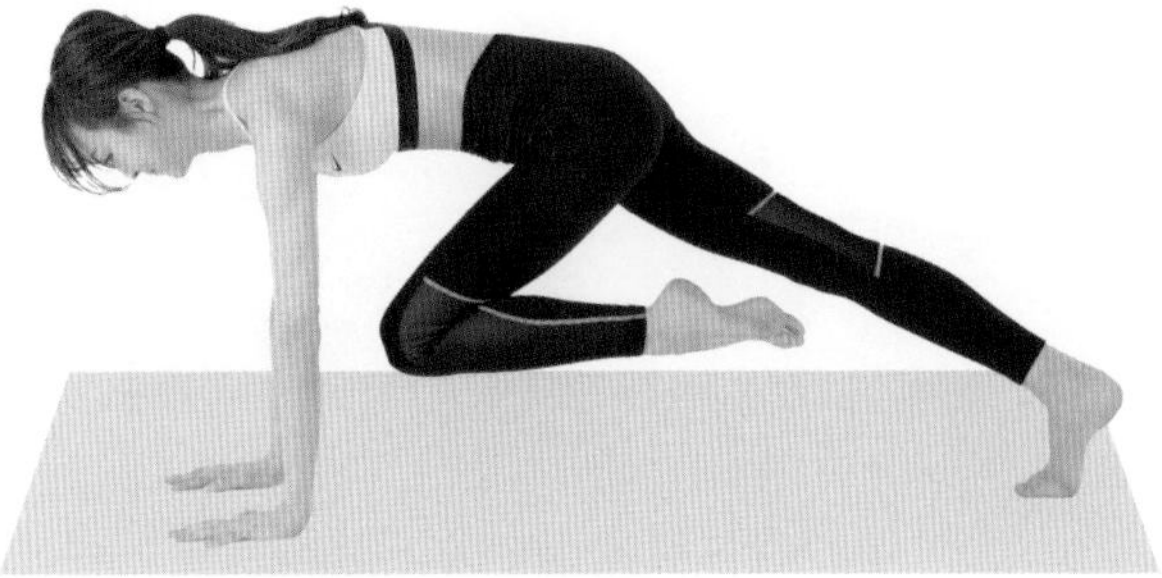

2 その場で、走るように左右のひざを交互に胸に引き寄せる。

ポイント

ひざを胸に引き寄せるとき、お尻が高くならないようにしましょう。
テンポ良く、一定のスピードで行いつつ、呼吸は止めないように！

食べ過ぎたあとの運動2

ドルフィンプランク

体幹はもちろん、背中、腹筋、お尻、肩まわり、二の腕など全身の引き締めが期待できるメニューです。

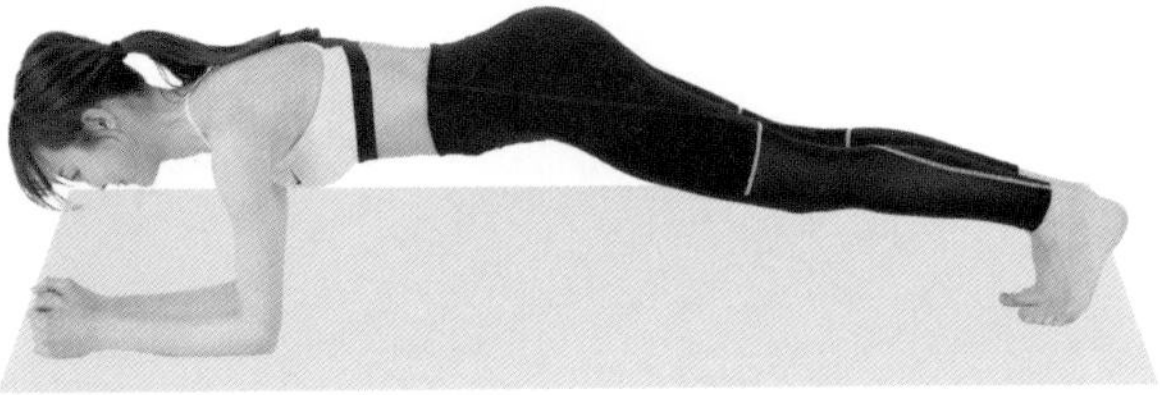

1 基本のプランク姿勢で両手はグー。
両前腕と、両つま先で、身体を支える。

30秒×3セット
もしくは
20回×3セット
（インターバルは20秒）

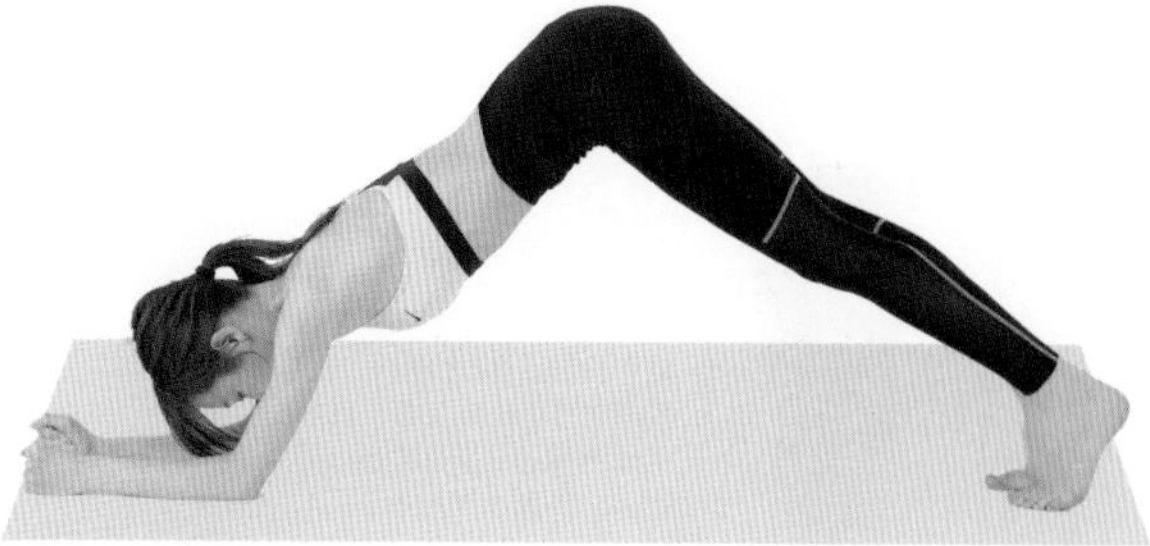

2 **お尻を上げ下げする。**

ポイント

勢いで行わず、筋肉を使っていることを意識して、猫背にならないように注意しましょう。テンポを崩さず一定のリズムで行います。ひじに全体重をかけると、ひじがすりむけたり、アザができてしまうので全身の筋肉を使いましょう。

食べ過ぎたあとの運動3

壁スクワット

スクワットは下半身の筋肉を鍛えるための定番メニューですが、やり方を間違えると、太ももの前側が発達してしまう可能性があります。初心者の方でも簡単に正しいフォームでスクワットができるのが、壁スクワット！

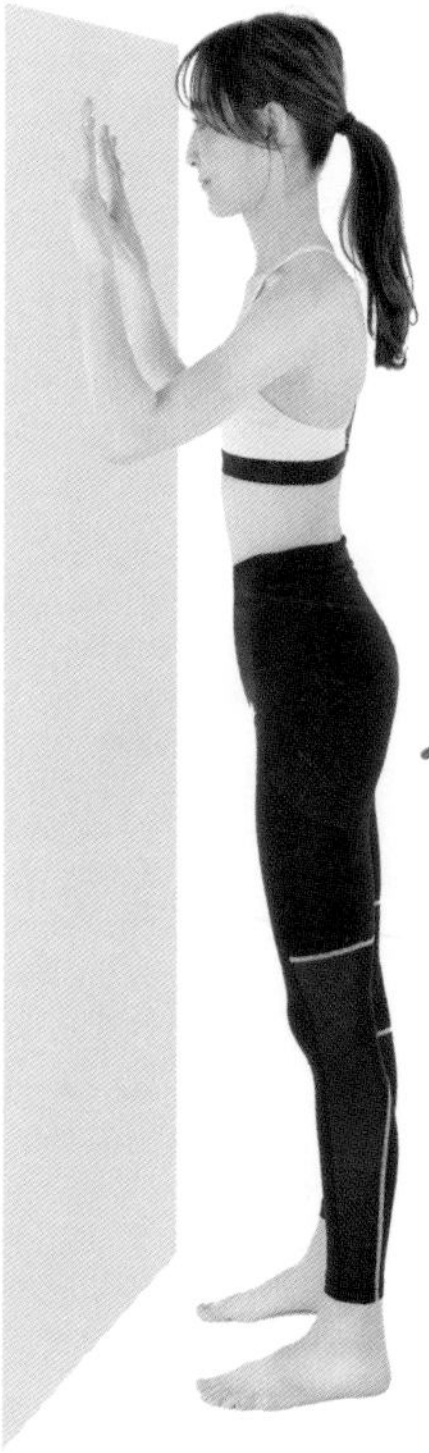

1 壁から5cmほど離れて立ち 手の平は壁をギリギリの所でふれないように。足は肩幅より少し広めに開き、つま先は少し外側へ向ける。

ポイント

壁を使うと、しゃがんだときにひざが壁に当たって前に出ないので、股関節を使うことができ、お尻に効くスクワットができます。
お尻を下ろしたとき、後ろに倒れてしまいやすいので、転ばないように注意してください。

30秒×3セット
もしくは
20回×3セット
（インターバルは20秒）

2 **ひざとつま先が同じ方向になるように、お尻を下ろす。**
頑張れる場合は、太ももと床が平行になるくらいまで下ろすとGOOD!

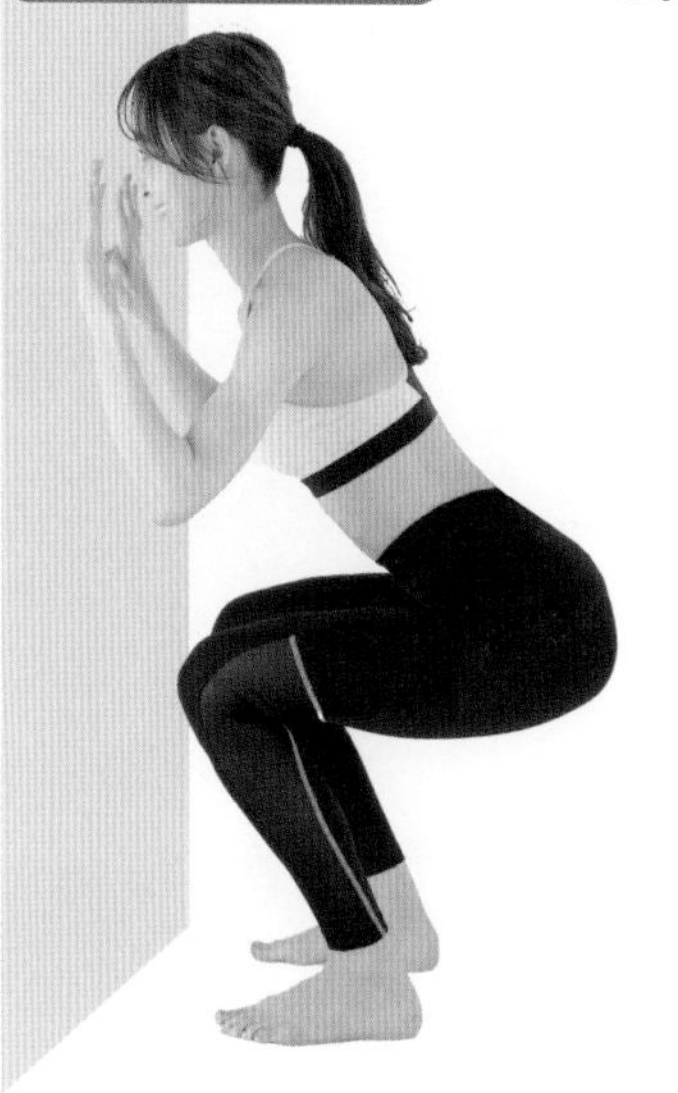

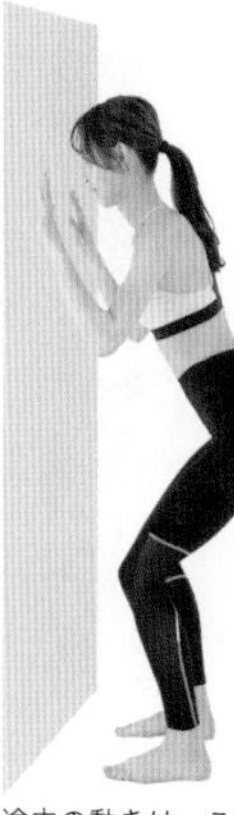

途中の動きは、こんな感じ。

便秘になってしまったときの食事

便秘改善や腸内環境を整えるには「ヨーグルト！　乳酸菌飲料！」と思って、毎日食べていたことがありますが、いまは一切食べません。乳製品には乳糖・乳脂肪・乳たんぱくなどたくさんの栄養素が含まれています。成長期の子どもや食の細くなった高齢の方にとっては素晴らしい食品ですが、ブドウ糖をしっかり3食摂ってエネルギーが足りていれば、乳糖や乳脂肪は体脂肪として蓄えられてしまいます。ダイエット中にわざわざ体脂肪になりやすいものを選択することは避けたいものです。もし、便秘改善のために腸内環境を整えたいという場合は、乳酸菌を含む食品は有効かもしれませんが、ダイエット中は別の視点から見直してみましょう。

よくある便秘対策として、食物繊維が豊富な食品を食べることがあります。しかし便秘中の場合は、排便があるまでは食物繊維を控えるほうがいいです。大腸内に便が詰まっている状態なのに、さらに消化の悪い食物繊維を摂れば、余計に詰まらせて便秘の悪化につながります。排便があるまでは、食物繊維の摂取はなるべく控えるのがベターです。

どうしても排便がなく辛いという場合は、下剤を服用するのもひとつの手段としてあ

便秘を解消するための3つのステップ

STEP1　排便があるまで待つ
食物繊維の少ない食品を選ぶ

▼

STEP2　排便後は水溶性食物繊維を意識して摂取する

▼

STEP3　3日連続排便があれば不溶性食物繊維を摂取する

基本は……

- 水分摂取はこまめに
- 適度な睡眠
- 軽い運動

りだと思いますが、下剤の常用は根本的な解決にはならないので、最終手段の秘密兵器と思うようにしたほうがいいかと思います。食物繊維の摂取を控えていると、便がドーンと出てきます。そして、ここからが大事！　水溶性食物繊維（海藻類、こんにゃくなど）を積極的に選択して、排便の習慣を作りましょう。3日連続で排便があれば、不溶性食物繊維（野菜類、きのこ類など）を摂取して、排便を促進します。水溶性食物繊維は大腸菌のエサになりやすく、水分を含むため柔らかい便を作ってスルリと出やすくなります。不溶性食物繊維は、腸内でふくらむ特徴があるので便が大きくなり腸を刺激してくれます。

便秘はダイエット成功へのスピードを遅くしてしまう原因です。2週間あれば改善できると思うので、便秘の方は挑戦してみてください。

column❺

ごはんを3食食べると、最初のうちは太ることもある？

糖質を摂らない食生活から一転、3食ごはん（カテゴリー1の食品）を食べはじめると、肝グリコーゲンが枯渇状態から回復。「身体に栄養が入ってきた！ いまのうちにしっかり貯蔵しておくぞ！」となり、一時期太ることもあり得ます。バッテリーが省エネモードだったものが、急速充電されるようなイメージ。ただ、3食安定してエネルギーが入ってくる状態が続くと、「溜め込んでおかなくていいのかな？ 安心して体脂肪燃焼しようかな？」と判断するようになり、体脂肪燃焼スイッチがONに。徐々に体重は落ちていくはず。

急速充電から通常状態に戻すだけで、やせていきます。そのためにはエネルギー（ごはん）をしっかり食べて、代謝を促進。運動もやればやった分だけ燃焼してくれます。食べ過ぎなければいいのです。人によっては、通常状態に戻るまで1～2週間かかることもあるので、最初はごはんを食べることに不安を感じるかもしれませんが、必ず結果が出てきます。太ることがあっても、むしろ「いままでしてきた、食事内容の結果なのだ」と、受け止めましょう。

肝グリコーゲンが長い間枯渇した状態が続くと、インスリンを分泌しない状態に慣れてしまいます。そうなると、肝グリコーゲン貯蔵からあふれない量のごはんを食べていても、血糖値が乱高下することも。血糖値は急上昇すると、急降下します。これは、ダイエットのゴールまでのスピードを遅くする原因にもなるので、毎食時ベジタブルファーストをしっかり意識しましょう。

本気でやせたい人の
Q&A

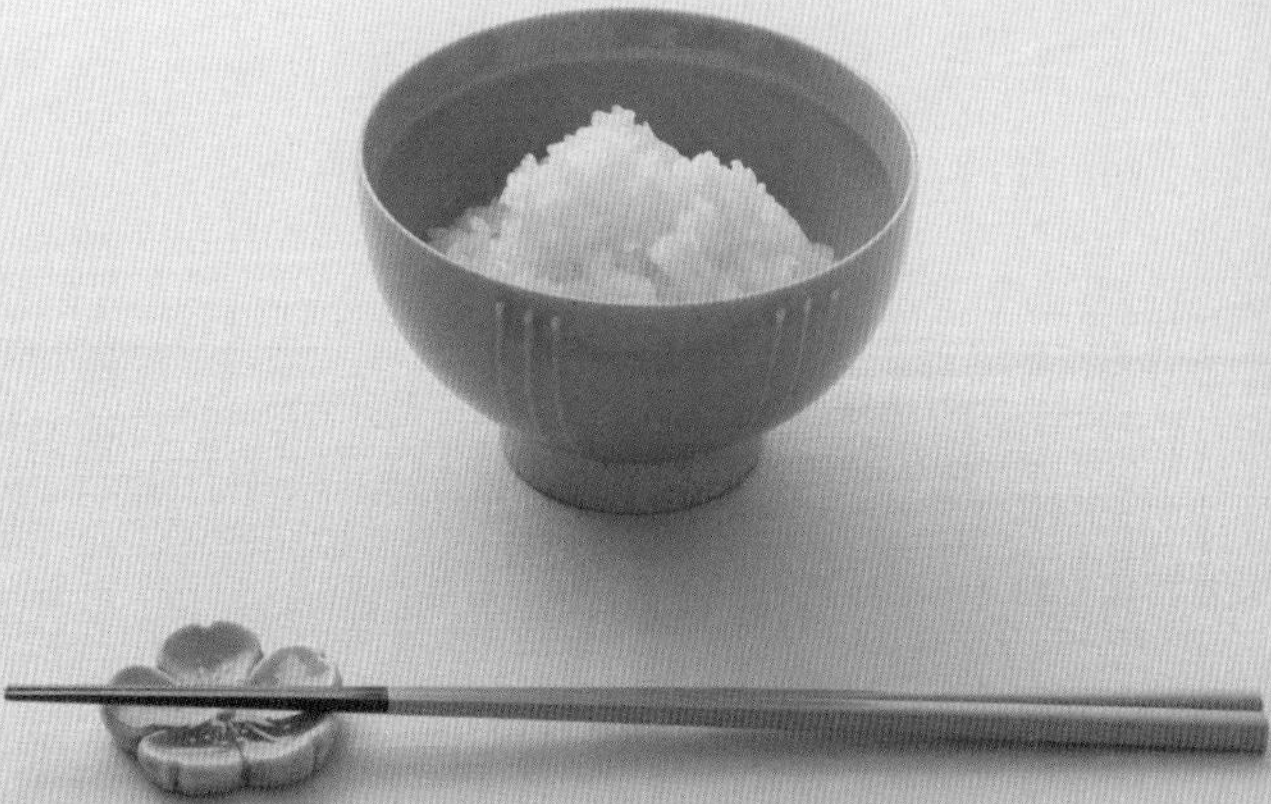

Q ナッツやアボカド、オリーブオイルも避けたほうがいい？

A

オリーブオイル、アボカド、アーモンド、くるみなどに多く含まれるのが、オメガ9のオレイン酸という脂肪酸です。

オメガ9の特徴として、

▼**強い抗酸化作用（アンチエイジング）**

▼**酸化しにくく、生でも加熱でも使える（安心して利用）**

▼**悪玉コレステロールを抑制（動脈硬化のリスク減）**

という健康的な印象は確かにありますが、体内で合成することができる脂肪酸であり、ダイエット中は体脂肪を落とすことが最優先なので、わざわざ主成分が脂質の食品を摂取することはおすすめしません。

ダイエットの目標達成ができたとき、また次のステップとして脂質のことを意識する食事を心がけるほうがいいと思います。ちなみに、アーモンド5粒とバターひとかけら（10グラム）は、同じ脂質量（約9グラム＝約80キロカロリー）です。

Q さば缶はダイエットの味方になりますか？

A 魚は冷たい水中でも泳いで生きることができるので、魚の脂質は常温でも固まりにくいという特徴があります。魚の脂質には、ＤＨＡやＥＰＡが豊富で、「何となく身体に良い！」というイメージがあるかもしれません。これらの栄養素は、細胞膜を柔らかくする効果があり、抗炎症作用、高血圧予防などが期待できるといわれています。また、ＤＨＡやＥＰＡは体内で合成できない必須脂肪酸なので、魚を積極的に食べることは、とても良いと思います。ただ、さばは脂質が高く、さば缶1缶でおおよそ15グラム前後の脂質が含まれるので、おかずをさば缶にした場合は他の食品の脂質量も意識して、1食の脂質が15グラム以下になるように注意が必要です。

さば缶はおいしくて手軽ですし、お肉など動物性の脂より健康面ではうれしい効果もありますが、食べ過ぎれば脂質摂取量がオーバーしてしまうので、トータルの脂質量も意識することが大切です。さば以外にも、うなぎ、さんま、トロ、ぶりも脂質が高くなりやすいので注意しましょう。

Q お酒を飲むとき、おつまみを選ぶポイントは？

A

お酒を飲むときのおつまみは、カテゴリー3をメインに選びましょう。冷やしトマト、サラダ、もずく酢、海藻サラダ、温野菜、きのこ類などです。ただし、カテゴリー5のドレッシングや調理油の使用には注意が必要です。

とにかく、脂質をなるべく抑えたメニューを選択するのがポイントです。揚げ物、アヒージョ、肉類、マヨネーズ、ナッツ、アボカドなどは要注意。また、「アルコール＋果糖」は特に注意が必要な組み合わせなので、お酒を飲むか、スイーツを食べるか、どちらかにしましょう。通常時に果糖を食べたときより、体脂肪合成が高まります。

大前提は、アルコール度数が低かろうが、糖質が低かろうが、ダイエット中はどんなお酒でも飲んだ時点でダイエットへのゴールは遠くなるので、なるべく控えたほうがいいでしょう。「どうしてもお酒がやめられない、でもやせたい」という方は、毎日チビチビ飲むよりは、週に1回ドカンと飲んだほうが肝臓がアルコールにさらされる時間が少なくなるのでマシです。

Q プロテインは、どんな種類を飲んだらいいですか？

A

プロテインにはいくつか種類があります。日本でよく売っているものでは、

◎ホエイプロテイン＝乳たんぱく
◎ソイプロテイン＝大豆たんぱく
◎ピープロテイン＝えんどう豆たんぱく

などがあります。ホエイプロテインは吸収が早いので、運動後に摂取するのがベター。たんぱく質を食事から摂るのは大変という目的で摂取するのであれば、ソイプロテインやピープロテインのほうがゆっくり吸収されるのでおすすめです。ただ、ダイエット中は、あえて摂る必要はないというのが本音です。よく「身体が疲れたときに、プロテインを飲むのはどうですか？」と聞かれますが、ブドウ糖でエネルギー補給をして、ビタミン、ミネラルも摂取し、よく寝るのが一番の疲労回復法です。また、どうしても甘いものが我慢できないときは、食後にソイプロテインがおすすめ。濃厚な甘みを感じられることで甘いものの欲求が落ち着きやすく、ストレスも感じにくくなると思います。

Q 食事制限なんて無理!? どうしたらいい？

A いままで好き勝手に食べて太った場合、ダイエットをするにはいまの状態を何かしら変えなければいけません。そこに我慢がないといったら嘘になります。ただ、我慢ではなく、「いまの脳がこんな状態だから、仕方ない。むしろ健康的な証だ」くらいに思って、少し頑張ってもらいたいです。「一生食べられない」というわけではないです。そうではなく、「いまは控えるべき食品」と考えましょう。

身体は食べたものでできています。「最近太ったなぁ」、と感じるのであれば、過去3日以上前の食事内容を見直すと原因が見えてくるので、まずは振り返ってみてください。私が「ダイエット・ボディメイクって楽しいな！」と思えたのは、「自分が食べたものによって、こんなにも身体に影響があるのか」と実感できたからです。たとえば、お酒のようにすぐに酔っ払ったり、二日酔いになったり、身体にすぐ反応が出るものがあります。一方で、数日から数週間かけて反応や変化を感じるものもあります。身体は食べたものでできているので、そういった反応を楽しめるようになれば、ダイエットへの道が開けてきます。まずは「長い人生のたった1カ月！」と思って、頑張ってみてほしいです。

Q 三日坊主になりそうですが、どう乗り越える？

A ダイエットに挫折する方は、「自分は意思が弱い」とか、「考えが甘い」と、自分を責めてしまうことが多いですが、ダイエットは精神論ではなく、脳のコントロールが大切です。「この食事法は、いまの私にはまだまだハードルが高過ぎる」と感じた場合は、「いまの自分にとって、ダイエットするタイミングではなかったんだ」と、考えればいいと思います。

いままで自由に食べていたものをいきなり「食べない！」というのは、ストレスにもなります。人は「ダメ」と思えば思うほど、欲求が強くなってしまう生き物です。頑張りたいという気持ちの半面、禁止ばかりしていては心を壊してしまい、健康的にやせるという目的からそれてしまいます。「ダイエット中だから、これは控えておこう」「どうしても我慢できなくて食べてしまったから、リカバリーしよう」と、目標に向かって食事の選択や意識をすることからはじめましょう。できることからコツコツ続けることが大事です。

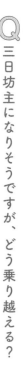

おわりに

本書の内容はダイエットが目的ですが、食品を選択した時点で身体への影響が決まります。ブドウ糖を食べるとインスリンが出る。果糖は摂取直後に運動すれば即エネルギーになってくれるなど、身体の仕組みを知れば、「何をどのくらい食べたらいいのか?」という考え方のベースがわかってくると思います。

ライフスタイルによって調整やカスタムをする必要はありますが、「ごはんを食べることは、太るからいけない」ということはありません。「食べたらダメ!」という考え方は捨ててください。食品は「良いか、悪いか」ではないのです。「好きか、嫌いか」「合うか、合わないか」で選択しましょう。

本書の内容をいきなりすべて真似して完璧にするのではなく、「これならできそう」ということからはじめてみてください。それでもやせない場合は、過去3日以上前の食事内容を遡れば、だいたいの原因が判明します。

どうしてもダイエット中、控えたほうがいい食品を食べてしまったときは、ダイエットのゴールへのスピードが遅くなる。それだけです。そのあとリカバリーして、プラスマイナス・ゼロに持っていく努力をしましょう。
ダイエット中はどうしてもキツい制限をしてしまいますが、「食べることってこんなに幸せなんだ！」と感じてもらい、「気がついたらやせていた！」となってもらえれば、私は幸せです。

栄養コンシェルジュ　西村 紗也香

著者

西村紗也香（にしむら さやか）

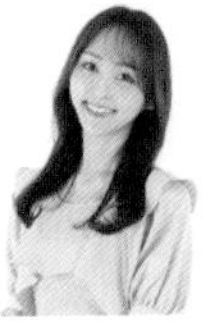

1989 年 10 月 14 日生まれ
神奈川県出身

- 2ッ星栄養コンシェルジュ
- ミス・ユニバースジャパン 2016 入賞
- 保育士 幼稚園教諭二種免許

ミス・ユニバースジャパン出場の経験や自身のダイエット、ボディメイクの経験をもとに、ダイエット向けの食事指導サービス（栄養コンサルティング）、栄養セミナー開催などの活動を行う。
Instagram：@_sayakanishimura_
blog：https://ameblo.jp/sayaka-bodymake/
Twitter：https://twitter.com/_sayakadiet_

監修

岩崎真宏（いわさき まさひろ）

一般社団法人日本栄養コンシェルジュ協会　代表理事
医学博士　管理栄養士　臨床検査技師
運動指導者や管理栄養士、医療従事者、アスリートの皆様が栄養を通じて出会い、協力し合いながら、栄養に関する正しい知識の普及啓発とヘルスケアに関する人材育成を行い、関連する職種、施設、団体、企業、自治体との連携を図り、地域社会の健康維持増進やスポーツ、食育、高齢者生活、農業、観光の発展及び地域住民のより豊かな生活の促進に寄与することを目的とする。
http://nutrition-concierge.com/

Staff
デザイン　島田利之（シーツ・デザイン）
撮影　石田健一
編集　岩井浩之、雨宮敦子（Take One）

本書は、『リバウンドしないやせる食べ方』（２０１９年11月／小社刊）を再編集し、文庫化したものです。

マイナビ文庫

リバウンドしないやせる食べ方

2023 年 8 月 25 日　初版第 1 刷発行

著　者　西村紗也香
監　修　岩崎真宏
発行者　角竹輝紀
発行所　株式会社マイナビ出版
〒 101-0003 東京都千代田区一ツ橋 2-6-3 一ツ橋ビル 2F
TEL 0480-38-6872（注文専用ダイヤル）
03-3556-2731（販売部）
03-3556-2735（編集部）
E-Mail pc-books@mynavi.jp
https://book.mynavi.jp
カバーデザイン　米谷テツヤ（PASS）
印刷・製本　中央精版印刷株式会社

ISBN 978-4-8399-8401-4

M Y N A V I　B U N K O

色を楽しむ大人のおしゃれ

堀川波 著

つい「無難だから」という理由で、ベーシックな色の服ばかり着ていませんか？

ブラックやグレーなどの定番色でも、色の合わせ方次第でもっと素敵に着こなせるはず。また、ピンクやイエローなど、ちょっと勇気のいるきれいな色も、選び方と組み合わせで、自分らしく着こなせます！

本書では、イラストレーターの堀川波さんの考えるベーシック色、きれいな色を着こなすヒントが満載！

それぞれの色の着こなし方、アクセントカラーの取り入れ方をかわいいイラストとテキストで楽しく解説します。

定価　1,078円（本体980円+税10%）

M Y N A V I　B U N K O

住まいと暮らしのサイズダウン

柳澤智子 著

ものや家の広さ、従来の価値観や思い込みを手放す、暮らしのサイズダウン。サイズダウンをしてみたら、「維持費が安くなる」「家の選択肢が広がる」「家事の負担が少なくなる」……。そんな魅力がありました。そんなふうに小さく生きるためには、なにをどうサイズダウンしたらいいのでしょうか？
その方法は十人十色。10の家族の自分らしい“ものとの付き合い方”と、小さく暮らすサイズダウンのリアルをご紹介。暮らしをサイズダウンしていきたい方に贈る、新しい暮らしの教科書です。

定価　1,078円（本体980円+税10%）

M Y N A V I　B U N K O

今ある服で楽しむ、おしゃれの見本帖

Mパターン研究所 著

本当に自分に似合う洋服を知っていますか？

体型に合わない洋服を着ていたり、どこか着心地が悪かったり……。

そんな洋服に関するお悩みを解決するために、本書では洋服のパターンから考える、本当に自分に似合う洋服の選び方を紹介いたします。

何を着ればいいのか判断ができない人も、これを読めば洋服を買うときのヒントに。洋服を多く買わなくても、自分に似合う服を長く着る、そんな楽しみ方をご提案。パターンから考える、無駄にならないワードローブの選び方を紐解きます。

定価　1,078円（本体980円＋税10%）